Bibliografische Information der Deutschen Nationalbibliothek:

Die Deutsche Nationalbibliothek verzeichnet diese Publikation in der Deutschen Nationalbibliografie; detaillierte bibliografische Daten sind im Internet über http://dnb.d-nb.de abrufbar.

Impressum:

Copyright © 2014 ScienceFactory

Ein Imprint der GRIN Verlags GmbH

Druck und Bindung: Books on Demand GmbH, Norderstedt, Germany

Coverbild: pixabay.com

Zigarette? Nein Danke!
Wege ins Nichtraucher-Leben

Inhalt

Psychologische Lerntheorien in der Suchttherapie: Rauchen von Franz Wegener 7

Einleitung 8

Motivation des Rauchens 9

Klassifizierung von Entwöhnungstherapien 10

Zusammenfassung 21

Quellenangaben 23

Motivation in einem Anti-Rauch-Seminar von Lisa Sipos 27

Einleitung 28

Motivation und Personenmerkmal Motiv 28

Modelle und Theorien 29

Ziele und Interessen 36

Praktische Umsetzung 37

Fazit 43

Literaturverzeichnis 44

Der Einfluss des Rauchens auf das Körpergewicht von Kornelia Scheiblauer 45

Einführung 46

Die Wirkungen von Nikotin auf den Organismus 46

Rauchen und Körpergewicht 48

Raucherentwöhnung und Gewichtsveränderungen 49

Conclusio 52

Literaturverzeichnis 53

Autogenes Training in der Raucherentwöhnung – Kursleitermanual. Autogenes Training, Fantasiereisen, Achtsamkeitsübungen für Erwachsene von Susann Krumpen 55

Vorwort 56

Einleitung 56

Informatives zum Thema 58

Hinweise zur Durchführung und Organisation des Kurses 62

Autogenes Training: Die 7 Grundübungen 67

Die erste Kursstunde 72

Die zweite Kursstunde – Stärkung der Gruppe 79

Die 3. Kursstunde – Aufbau von Motivation 82

Fantasiereisen 96

Verschiedene Fantasiereisen 99

Schlusswort 121

Quellennachweis 121

Einzelbände 122

Psychologische Lerntheorien in der Suchttherapie: Rauchen
von Franz Wegener

Einleitung

In Deutschland sterben jährlich circa 140.000 Menschen an den Folgen von Nikotinkonsum (vgl. Rauchen und Gesundheit). Weltweit sind es nach Berichten der WHO (2004) etwa 5 Millionen Menschen. 90–95% aller in Deutschland an Lungenkrebs erkrankten Menschen sind Raucher (vgl. Rauchen und Gesundheit). In den USA sind von den Menschen, die an einer Form von Krebs sterben, 32% Raucher (American Cancer Society, 2004). Weitere 442.398 Menschen sterben dort an rauchbedingten Herz-Kreislauf-Erkrankungen (American Heart Association, 2005). Rauchen begünstigt außerdem die Krankheitsentwicklung von Krebs, Herzinfarkt, Schlaganfall, Raucherbein, Asthma/Chronische Bronchitis, Emphysem (Lungenblähung), Demenz (Morbus Alzheimer), Augen/Sehstörungen, Krebs und retardierter Fetus-Entwicklung. (vgl. Rauchen und Gesundheit, sowie Centers for Disease Control, 1989). Der Konsum von Nikotin ist somit die häufigste vermeidbare Todesursache weltweit. (McGinnis, 1992)

Diesen Aspekt der Vermeidbarkeit von Krankheit und Tod durch Nikotin in Betracht ziehend, stellt sich die Frage, ob und warum Raucher so wenig motiviert sind ihren Tabakkonsum aufzugeben. Ein kurzer Blick in öffentliche Medien beweist, dass Rauchen mehr als nur ein motivationales Problem ist. So verspricht ein Anbieter für 250 € die Rauchentwöhnung binnen sechs Stunden mit einer 90%igen dauerhaften Erfolgsquote. Wie dieses Programm funktionieren soll, verschweigt er allerdings. (Thiede, 2004) Wenn es Menschen gibt, die auf derartig teure Angebote ohne genauere Informationen eingehen, sollte bei ihnen eine große Motivation, das Rauchen zu beenden, vorhanden sein. Tatsächlich hat die Hälfte aller Raucher schon einmal probiert, mit dem Rauchen aufzuhören. (Kröger, 2004) Da es diesen Rauchern also trotz ihrer Motivation häufig nicht gelingt ihre nikotinhaltige Gewohnheit abzulegen, bemühen sich zahlreiche Programme auf unterschiedlichen Wegen diese Menschen zu unterstützen. Das Ziel dieser Arbeit ist es daher, gängige Rauchentwöhnungstherapien, die an psychologischen Lerntheorien orientiert sind, unter dem Aspekt zu untersuchen, was sie in Theorie und Praxis leisten können.

Motivation des Rauchens

Für eine erfolgreiche Intervention ist es effektiver Ursachen, als Symptome zu bekämpfen. Daher ist die Fragestellung wichtig, aus welchen Gründen das Rauchen angefangen wird und vor allem warum das Rauchverhalten so stabil aufrechterhalten wird. Viele Autoren sind sich darüber einig, dass Rauchen in starkem Maße von Peer-Gruppen gelernt wird. Biglan (1984) schätzt, dass mehr als 70% aller von Jugendlichen gerauchten Zigaretten in Gegenwart von Gleichaltrigen geraucht werden. Neben dem Einfluss der Peer-Gruppe auf den Beginn von Nikotinkonsum wurden jedoch auch Korrelationen zum Rauchverhalten der Familie (Swaim, 1996), zum Selbstwertgefühl, dem Gefühl von Machtlosigkeit und zu sozialer Isolation festgestellt (Bandura, 1977). Während Rauch-Anfänger, wie bereits festgestellt, vorwiegend aus sozialen Gründen rauchen, hat das gewohnheitsmäßige Rauchen keinen sozialen Charakter mehr. Es gibt verschiedene Theorien darüber, warum Menschen weiterrauchen, obwohl die sozialen Günde weggefallen sind, aus denen zu rauchen begonnen wurde. Taylor (1999, 151) unterscheidet hier vier Theorien: die Nicotine Fixed-Effect Theory, Pomerleaus und Pomerleaus Theorie, die Nicotine-Regulation Theory und das Multiple-Regulation-Model.

Nach der Nicotine-Fixed-Effect Theory von Hall (1973) hat Nikotin angenehme Effekte, wie z.B. Muskelentspannung, die von Rauchern erwünscht sind. Deshalb wird Rauchen nach Hall trotz der Aussicht auf negative Effekte aufrechterhalten.

Pomerleaus und Pomerleaus Theorie (1989) besagt, dass Nikotin auf der einen Seite abhängig macht, auf der anderen Seite jedoch auch die Verfügbarkeit von Neurotransmittern verändert. Dies geht mit diversen positiven Effekten, wie Entspannung, gesteigerter geistiger Leistungsfähigkeit und Rückgang von Ängsten einher. Daher rauchen Menschen um dem Nachlassen oder Umkehren dieser Effekte zu entgehen. Zusätzlich nehmen Pomerleau und Pomerleau eine große Zahl externer Faktoren an, die zwar unabhängig von Nikotinhaushalt des Körpers sind, aber als Rauchverhalten auslösender Stimulus fungieren können.

Jarviks Nicotine-Regulation-Theory (1973, zitiert nach Taylor 1999, 151) vermutet, dass geraucht wird, um einen bestimmten Nikotinspiegel im Blut zu halten. Nach Taylor gibt es jedoch eine Menge Untersuchungen, die gegen diese Theorie sprechen. Des Weiteren beinhaltet diese Theorie in der vorliegenden

Fassung kein motivationales Element. Daher ist sie für die weitere Betrachtung in dieser Hausarbeit irrelevant.

Letzlich gehen Leventhal und Cleary (1980) in ihrem Multiple-Regulation Model davon aus, dass der Genuss von Nikotin eng mit bestimmten positiven Emotionen zusammenhängt und auf diese Weise ankonditioniert wird.

Eine neuere Theorie, die von Kröger (2004) ohne hinreichende Quellenangabe referiert wird, sagt aus, dass Nikotin Belohnungsmechanismen im Gehirn aktiviert. In diesem Punkt stimmt er mit Pomerleaus und Pomerleaus Theorie überein. Zusätzlich sagt er jedoch aus, dass Veränderungen im Gehirn entstehen, die das Verlangen nach mehr Nikotin bewirken. Diese Veränderungen sollen sich sehr langsam oder gar nicht zurückbilden, weshalb manche Raucher noch nach sehr vielen Jahren rückfällig werden.

Fazit: Alle aufgeführten relevanten Theorien haben gemeinsam, dass Nikotin konsumiert wird, um bestimmte angenehme Effekte zu erreichen, wie zum Beispiel den Rückgang von Angst oder erhöhte Entspannung. Die Unterschiede zwischen diesen Theorien bestehen hauptsächlich im angenommenen Mechanismus zur Entstehung der Effekte von Nikotin, der entweder eher physiologischer oder eher psychologischer Natur ist.

Klassifizierung von Entwöhnungstherapien

Ziel einer Raucher-Therapie ist es den Zigarettenkonsum von durchschnittlich n Zigaretten am Tag auf durchschnittlich null Zigaretten am Tag zu senken. Dies kann nur auf zwei verschiedene Arten geschehen:

    A) Die Zahl der pro Tag konsumierten Zigaretten wird in mehreren Schritten eingeschränkt, bis er auf null ist.

    B) Die Zahl der pro Tag konsumierten Zigaretten wird in einem Schritt auf null gesenkt.

Geht man mit den vorgestellten Theorien davon aus, dass die Ursache für das gewohnheitsmäßige Rauchen das Anstreben von angenehmen emotionalen und kognitiven Effekten ist, die mit dem Rauchen in Verbindung gebracht werden, so sind weitere Maßnahmen erforderlich, um den Umgang mit den Entzugserscheinungen beziehungsweise mit den ausbleibenden Belohnungseffekten des Nikotins zu erleichtern.

Hier gibt es die Möglichkeiten:
- den Rauch einer Zigarette mit negativen Folgen zu koppeln (Aversionstherapien)
- Abstinenz mit positiven Folgen zu koppeln
- von den Entzugserscheinungen abzulenken
- den Nikotinentzug durch Ersatzpräparate zu mildern.

Zusätzlich gibt es Therapieansätze, die versuchen Rauchern das Nichtrauchen entweder durch kognitives oder durch konditioniertes Lernen beizubringen. Hierzu zählen Therapien durch Einsichts- oder Modelllernen und Therapien, die externe Stimuli als Auslöser von Rauchverhalten annehmen und benutzen.

Neben diesen Ansätzen werden neuerdings auch Akupunktur und Hypnosetherapien vertrieben. Da zur Erfolgsquote dieser Ansätze jedoch noch keine Studien vorliegen (vgl. auch Kröger, 2004) und ihre Behandlung den Rahmen dieser Arbeit sprengen würde, werde ich mich auf die Therapien beschränken, die sich an die Klassischen Lerntheorien der Psychologie anlehnen.

Therapien die mit Konditionierung arbeiten

Die Konditionierungstheorien der Psychologie definieren Lernen als eine Veränderung einer Reaktion auf einen bestimmten Reiz. Es gibt zwei große Konditionierungstheorien, das Klassische Konditionieren und das Operante Konditionieren. Nach eigenen Recherchen beinhalten 7 von 10 Webseiten mit Programmen zur Rauchentwöhnung eine Form der Konditionierung.

Therapien die mit Klassischer Konditionierung arbeiten

Das Klassische Konditionieren nach Pawlow paart zwei Reize, d.h. setzt ein Individuum zwei zeitlich nahe beieinander gelegenen Reizen aus. Einer der Reize ruft die gewünschte Reaktion beim Individuum hervor. Dieser Reiz wird im Folgenden unkonditionierter Reiz genannt. Der andere Reiz, soll diese gewünschte Reaktion hervorrufen. Er wird konditionierter Reiz genannt. Wird ein Individuum wiederholt diesem Reizpaar ausgesetzt, so zeigt es die erwünschte Reaktion auch beim konditionierten Reiz (Zimbardo, 2003, 209–211). Diese ankonditionierte Reaktion auf einen bestimmten Reiz lässt sich nur wieder beheben, indem der konditionierte Reiz häufig ohne den unkonditionierten gezeigt wird. Dabei gilt, dass das Konditionieren einer Reaktion schneller geht, als dieselbe Reaktion wieder abzukonditionieren. (Zimbardo, 2003, 212–213)

Eine Raucherentwöhnungstherapie, die nach dem Muster der Klassischen Konditionierung arbeitet, müsste die Zigarette oder andere direkt mit dem Rauchen verbundene Reize mit unangenehmen Reizen paaren (siehe Abb. 1).

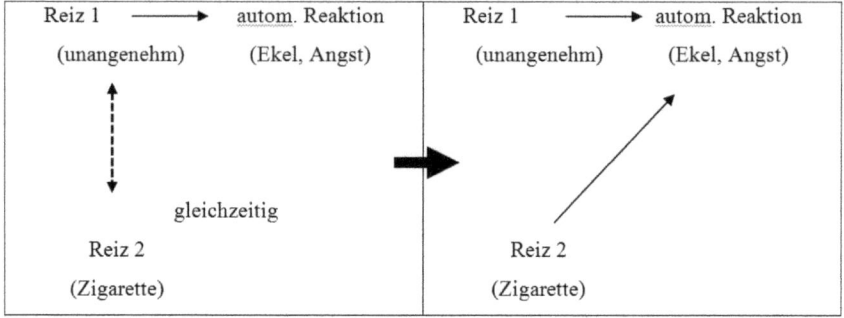

Abb. 1

Hierbei sind drei Dinge wichtig: Erstens muss der beim Rauchen erwartete negative Effekt größer sein als der erwartete positive Effekt. Zweitens muss dieser negative Effekt schnell genug eintreten um noch mit der Zigarette in Verbindung gebracht zu werden. Drittens muss der negative Effekt ursächlich mit der Zigarette in Verbindung gebracht werden und nicht mit der Therapie, da sonst anstelle der Rauchentwöhnung eine Therapieentwöhnung stattfindet. Der Gebrauch von Mitteln während des Rauchens, die starke Übelkeit hervorrufen, zum Beispiel Antabuse, hat somit theoretisch nicht notwendigerweise den gewünschten Effekt, eine Aversion gegen Zigaretten zu erzeugen. Der Fakt, dass Aversionstherapien in dieser Form nicht mehr angeboten werden spricht dafür, dass derartige Therapien wenig erfolgreich waren. Konkrete statistische Untersuchungen für die Wirkung von übelkeitsauslösenden Mitteln in Rauchertherapien sind im frei zugänglichen Internet jedoch nicht zu finden.

Effektiver erscheinen dagegen Aversionstherapien, die mit tatsächlichen unmittelbaren negativen Effekten des Rauchens arbeiten. Bekannte Vertreter sind Focused Smoking, Rapid-Smoking und Satiation. In diesen Therapien soll der Raucher für die direkten negativen Effekte des Konsums einer Zigarette sensibilisiert werden. Beim Focused Smoking soll der Raucher bei jedem Zug von einer Zigarette auf die damit verbundenen negativen Effekte, wie Trockenheit im Hals, den Geruch und den Rauch achten. (Rauchfrei.de, 1999–2005)

Satiation-Therapy vergrößert die Aufmerksamkeit für die negativen Folgen des Rauchens, indem der Raucher seinen täglichen Zigarettenkonsum verdoppelt oder verdreifacht. (Lichtenstein, 1984)

Rapid Smoking vergrößert diese Effekte, indem ein Raucher in einem warmen verrauchten Raum schnell eine Zigarette rauchen soll und die negativen Effekte beobachten soll. (Taylor, 1999, 154) Derartige Formen des Klassischen Konditionierens haben theoretisch den Vorteil, dass die negativen Effekte ursächlich dem Zigarettenkonsum zugeschrieben werden. Sollte Rauchverhalten vollständig durch Klassische Konditionierung vorausgesagt werden können, sollte eine Aversion gegen das Rauchen entstehen, die dazu führt, dass vorerst nicht wieder geraucht wird. Je stärker die dem Raucher antrainierte Aversion gegen Zigaretten ist, desto stabiler meidet er diese. Allerdings sagt die Theorie aufgrund der Löschungseigenschaft selbst voraus, dass diese Ergebnisse nicht stabil sein können. Vergleicht man mit der Theorie, so ist Übelkeit der unkonditionierte Reiz, der auf natürliche Weise gemieden wird. Eine Zigarette oder andere mit dem Rauchen in Verbindung gebrachte Reize, wie verrauchte Luft oder bestimmte Umgebungen oder Situationen sind die konditionierten Reize. Jede Situation, in der einer dieser konditionierten Reize ohne direkte negative Konsequenzen auf den Patienten einwirkt, ruft, laut Theorie, Löschung hervor. Tatsächlich beträgt die anfängliche Erfolgsquote beim Rapid Smoking etwa 60–90%, wovon ungefähr 45% im ersten halben Jahr abstinent bleiben. Später sinkt die Erfolgsquote weiter. (Leventhal, 1980)

Eine Therapie mit Hilfe der Klassischen Konditionierungstheorie hat somit in der Praxis zwar gute, aber instabile Erfolge. Wie wäre es im Rahmen dieses Ansatzes möglich die Erfolge zu verbessern? Erstens könnten die negativen Reize schlimmer gestaltet werden. Möglicherweise würde dann das Rauchverhalten über längere Zeit verschwinden. Hier gibt es jedoch die Grenze, dass die Auswirkungen einer Therapie nicht schlimmer sein dürfen als die der Sucht, die sie bekämpft. Auf diesem Wege kann also keine Verbesserung der Ergebnisse erreicht werden. Zweitens wäre es möglich die Aversion aufzufrischen. Dies hätte zur Folge, dass Ex-Raucher lebenslang in regelmäßigen Abständen zur Therapie gehen müssten, wo sie dann entweder Rapid-Smoking betreiben oder im Sinne der Satiation viele Zigaretten rauchen würden. Es ist klar, dass diese Art der Raucherentwöhnung ihr Ziel verfehlt.

Fazit

Die Klassische Konditionierung kann aufgrund ihrer hohen Anfangserfolge als Einstieg in die Abstinenz genutzt werden. Aufgrund ihrer hohen Rückfallquote kann sie jedoch nicht alleiniges Mittel sein. Zu bedenken bleiben auch die gesundheitlichen Nebenwirkungen der beschriebenen Formen der Klassischen Konditionierung.

Therapien die mit Operanter Konditionierung arbeiten

Beim Operanten Konditionieren wird einem Individuum ein bestimmter Reiz gegeben, wenn es ein bestimmtes Verhalten zeigt. Ist dieser Reiz belohnend, so wird das entsprechende Verhalten in Zukunft häufiger gezeigt (positive Verstärkung). Ist dieser Reiz bestrafend so wird dieses Verhalten in Zukunft weniger häufig ausgeführt (negative Verstärkung). Auch das Operante Konditionieren kennt das Phänomen der Löschung: Auch wenn einem Verhalten gar kein positiver oder negativer Reiz folgt, wird dieses Verhalten unwahrscheinlicher. Hierbei ist zu beachten, dass ein Verhalten durchaus aufgrund anderer Anreize fortgesetzt werden kann, als den ursprünglichen. (Ogden, 1996, 88–89) Diese Art der Löschung geschieht unter anderem dann, wenn ein Proband einmal doch wieder raucht und die direkten schlechten Folgen des Rauchens ausbleiben oder unbewusst bleiben.

Rückblickend auf die drei bevorzugten Theorien über die Motivation des gewohnheitsmäßigen Rauchens sind diese eng mit der Theorie des Operanten Konditionierens verwandt. Daher lässt sich eine hohe Wirksamkeit von Therapien vermuten, die mit Operanter Konditionierung arbeiten. Die Therapien lassen sich in zwei Gruppen einteilen:

– Therapien, die versuchen konditionierte Auslöser des Rauchens so zu verändern, dass das Rauchverhalten nicht mehr auftritt.
– Therapien, die versuchen über Belohnung oder/und Bestrafung das Rauchverhalten selbst zu verhindern.

Therapieelemente der ersten Gruppe werden beispielsweise neben anderen Maßnahmen im Programm des Institutes für Sozial- und Präventivmedizin der Universität Zürich (2004) genutzt. Die Patienten führen ein Tagebuch darüber, in welchen Situationen sie das Verlangen nach Zigaretten verspüren. Anhand dieses Tagebuches werden Reize identifiziert, die das Rauchen auslösen. Diese

Reize werden zumindest vorübergehend gemieden oder es werden in ihrer Gegenwart Ersatzhandlungen für das Rauchen durchgeführt.

Aus theoretischer Sicht sind die Erfolgschancen dieser Therapieform gering. Erstens ist es sehr schwierig den ursprünglichen Auslöser des Rauchverhaltens konsistent zu meiden. Zweitens sagt für ein vorübergehendes Meiden auslösender Reize sowohl die Theorie der Operanten Konditionierung, als auch die der Klassischen Konditionierung keine Veränderung des Rauchverhaltens voraus. Es findet hierbei nämlich weder Klassische Konditionierung noch Verstärkung oder Löschung statt. Der Schlüsselreiz tritt ja eben nicht auf. Daher können weder positive noch negative Konsequenzen für angestrebte Verhaltensweisen erfahren werden. Sowohl die Theorie des Operanten Konditionierens als auch die Theorie des Klassischen Konditionierens machen für diesen Fall keine Aussagen. Untersuchungsergebnisse zur tatsächlichen Erfolgsquote alleinigen Meidens von Auslösereizen als Rauch-Intervention liegen mir nicht vor.

Eine andere Form desselben Ansatzes, die auf Miller und Gimpl zurückgeht (1971), stellt Taylor (1999, 151) als Therapie durch Operantes Konditionieren vor. Hier trägt der Patient eine Klingel bei sich, die ihm in unregelmäßigen Abständen signalisiert, dass es Zeit ist zu Rauchen. Wenn die Klingel nicht klingelt wird nicht geraucht. Sobald das Rauchen ein auf die Klingel konditionierter Reflex ist, wird die Klingel weggelassen. Das Rauchen soll darauf hin automatisch eingestellt werden. Der Unterschied zur Klassischen Konditionierung besteht darin, dass in der Versuchsanordnung nicht mehr nur Reize gepaart werden, sondern Handlungen und bestimmte Reize (vgl. Abb.2 und Abb.1).

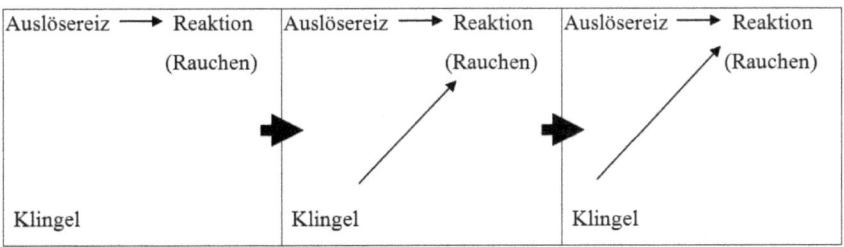

Abb. 2

Der Vorteil dieses Umkonditionierens von Auslösern gegenüber der bloßen Meidung der Auslösereize liegt darin, dass die Klingel in Gegensatz zu den normalen Auslösereizen, leicht aus der Umgebung entfernt werden kann. In der Zeit der Konditionierung des neuen Auslösereizes (Klingel) ist die Nikotinzufuhr zum Körper immer noch gewährleistet, wodurch in den Situationen, in denen vorher geraucht wurde, gemindert wird. Es wird hier die Gewohnheit gebrochen und durch eine neue Gewohnheit ersetzt, welche dann aufgrund externer Veränderungen nicht mehr eintreten kann. Wie kann man nun die Erfolgschancen dieser Therapie einschätzen?

Betrachtet man die Therapie durch Umkonditionierung des Auslösereizes aus Sicht der Operanten Konditionierungstheorie, so wird der Erfolg erstens dadurch begrenzt, inwieweit das Nichtrauchen in Gegenwart des Auslösereizes als Belohnung, beziehungsweise als Erfolgserlebnis, betrachtet wird (Verstärkungslernen). Zweitens kann eine Löschung des Rauchens nur dann eintreten, wenn geraucht wird, aber die erwarteten positiven Folgen ausbleiben. Dies ist beim Umkonditionieren nicht der Fall. Da es auch keine Bestrafung gibt, ist die Erfolgsaussicht im Sinne der Operanten Konditionierung gering. Mit anderen Worten: Der Theorie der Operanten Konditionierung zufolge ist es möglich, dass ein Verhalten zwei verschiedene Auslöser hat. Ein Ankonditionieren der Klingel als Auslösereiz ist nicht gleichzeitig ein Abtrainieren aller anderen Reiz-Reaktions-Muster, die Rauchen auslösen. Daher würde die Theorie der Operanten Konditionierung alleine kaum Verbesserungen voraussagen.

Aus Sicht der Klassischen Konditionierung beruht das Funktionieren der Umkonditionierungsmethode auf der Annahme, dass konsistente Paarung einer fehlenden Reaktion mit ihrem eigentlichen Auslösereiz, ein zukünftiges Ausbleiben der Reaktion in Gegenwart des Auslösereizes bewirkt. Anders gesagt löst bei der Umkonditionierungsmethode ein bestimmtes Verhalten (Nichtrauchen in bestimmten Situationen) eine Fortführung dieses Verhaltens aus. Über die Auswirkungen von Verhaltensweisen als Lernursache sagt die Klassische Konditionierung nichts aus. Aus den genannten Gründen sollte man anhand der Konditionierungstheorien von Therapie der Umkonditionierung des Auslösereizes kein Ergebnis erwarten, welches nennenswert besser ist als das einer Kontrollgruppe, die ohne Therapie versucht das Rauchen zu beenden. Leider sind auch für diese Form der Schlüsselreizkonditionierung keine empirischen Untersuchungen im Internet frei verfügbar.

Die zweite Form der Therapie von Rauchern durch Operantes Konditionieren ist weiter verbreitet. Hier wird das Rauchverhalten durch externe Anreize oder Strafen beeinflusst. Die Angst vor diesen Strafen oder die Aussicht auf Belohnung soll Rauchen verhindern und Nichtrauchen fördern. Fast jedes psychologische Programm zur Rauchentwöhnung benutzt dieses Mittel in der einen oder anderen Form zumindest zur Unterstützung.

„Belohnen Sie sich für das Erreichen Ihres Zieles. Wenn Sie sich ausrechnen, wieviel Geld Sie in Zukunft dadurch sparen, dass Sie Nichtraucher werden, dann leisten Sie sich von dieser Summe bestimmte Dinge, die Sie schon immer haben wollten oder die Sie erleben wollten, wie z.B. eine Reise zu verwirklichen. Bieten Sie jeder Person, die nicht glaubt, dass Sie es schaffen werden, Nichtraucher zu werden, eine Wette an, dass Sie es schaffen." Das rät das Milton-Erickson-Institut Hamburg (2004) werdenden Nichtrauchern. Es spricht damit genau von Bestrafung in Form des Verlustes einer Wette und Belohnung durch Geld. Andere Programme schlagen vor den Konsum schrittweise zu reduzieren und beim Erreichen bestimmter täglicher Mengen (zum Beispiel 10 Zigaretten pro Tag) sich bestimmte Belohnungen zu geben, wie zum Beispiel ins Kino, Theater oder Restaurant gehen. (Taylor, 1999, 71)

Wie sehen nun die Erfolge einer solchen Therapie aus Sicht der Operanten Konditionierung aus? Die Operante Konditionierung sagt für wiederholte Belohnung der angestrebten Handlung (nicht zu rauchen) eine vergrößerte Wahrscheinlichkeit der Wiederholung dieser Handlung voraus. Eine Bestrafung aufgetretenen Fehlverhaltens sollte in etwa denselben Effekt haben, da es keine weiteren Handlungsalternativen als Rauchen oder Nichtrauchen gibt. Der Patient kann so nicht auf ein drittes unerwünschtes Verhalten ausweichen um der Bestrafung zu entgehen. Die einzige theoretische Schwierigkeit, die sich ergibt ist, dass es sich bei dem angestrebten Verhalten (Nichtrauchen) nicht um eine Handlung im eigentlichen Sinne, sondern um eine Unterlassung handelt. Eine direkte Belohnung des angestrebten Verhaltens, wann immer es auftritt ist damit nicht möglich. Eine Belohnung des Nichtrauchens immer dann, wenn eine Situation auftritt, in der normalerweise geraucht wird, ist denkbar. Auf diese Weise ist es sogar möglich Operantes Konditionieren in Verbindung mit einem sofortigen kompletten Rauchstopp zu praktizieren. Aus Sicht der Operanten Konditionierung funktioniert diese Methode immer dann, wenn der subjektive Gewinn des Nichtrauchens höher ist als der des Rauchens. Subjektiver Gewinn bedeutet hierbei die Gesamtheit der mit dem Nichtrauchen oder Rauchen verbundenen wahrgenommenen Belohnungen abzüglich der Gesamtheit der damit verbundenen wahrgenommenen Bestrafungen. Der subjektive Gewinn kann damit auch negativ sein. Ist der resultierende subjektive Gewinn für das Nichtrauchen höher als für das Rauchen, so sollte der Theorie des Operanten Konditionierens zufolge das Rauchen eingestellt werden. Nimmt man einen Grundsatz des neueren Ansatzes der Kausalattribuierung zu Hilfe , so ergibt sich die Schlussfolgerung, dass das Verhalten des Nichtrauchens genau so lange aufrecht erhalten wird, wie der erwartete subjektive Gewinn für das Nichtrauchen höher ist als für das Rauchen.

Ergebnissen von Leventhal und Cleary zufolge (1980) sind die anfänglichen Erfolgsquoten dieser Therapiegruppen im Durchschnitt hoch (bis 90%), haben aber hohe Rückfallquoten.

Fazit

Das Ankonditionieren neuer Auslösereize macht aus Sicht der Konditionierungstheorien nur soweit Sinn, wie es das zusätzliche Abgewöhnen des originalen Auslösereizes durch ausreichende Nikotinversorgung erleichtert. Etwas gewinnbringender erscheint aus theoretischer Sicht das Verstärkungslernen durch externe Anreize und Strafen. Empirisch sind die Erfolge der Operanten Konditionierung in der Rauchbekämpfung ähnlich denen der Klassischen Konditionierung – hohe anfängliche Erfolgsquote und hohe Rückfallquote.

Modelllernen

Eine weitere wichtige Klassische Lerntheorie der Psychologie ist das Modelllernen. Sie behauptet, dass ein Individuum nicht nur aus eigenen Erfahrungen lernen kann, sondern auch aus Erfahrungen anderer Individuen, die es beobachtet. Diese Theorie würde voraussagen, dass Jugendliche eher zu rauchen anfangen, wenn ihre Peer-Gruppe raucht. Darüber, dass diese Voraussage empirisch zutrifft, herrscht Konsens. Wie kann diese Lerntheorie helfen, das Rauchen wieder zu entwöhnen? Die Vermutung wäre, dass Raucher, die Zeuge der schweren Krankheitsbilder anderer Raucher werden, mit dem Rauchen aufhören. Aus theoretischer Sicht, steht hier wieder das Problem im Vordergrund, dass die Krankheit nicht unmittelbar nach dem Genuss einer Zigarette eintritt. So wird der direkte Bezug zwischen dieser Krankheit und dem eigenen Rauchverhalten nicht hergestellt. Ein Gedankenexperiment, dass an Ideen von Sam C. Saunders (nach Cole, 1999, 45) angelehnt ist, soll dies verdeutlichen:

Gehen wir davon aus, dass ein Raucher im Durchschnitt nach 150.000 Zigaretten an den Folgen seiner Sucht stirbt. Beim täglichen Konsum einer Schachtel Zigaretten entspricht dies einer mehr als 20-jährigen Raucherkarriere. Dieses Wissen löst wenig Angst vor der nächsten Zigarette aus, da die Krankheit nicht als direkte Folge des Rauchens einer bestimmten Zigarette auftritt. Nehmen wir nun an, Zigaretten wären leicht anders gebaut, nämlich so, dass sie gar keine schleichenden Gesundheitsschäden hätten. Stattdessen nehmen wir an, dass im Durchschnitt jede 150.000ste Zigarette explodieren würde und dabei dem Raucher schwerste oder gar todbringende Verletzungen zufügen würde. Es sollte außerdem unmöglich sein, vorher einen Unterschied zwischen explodierenden und anderen Zigaretten zu erkennen. Obwohl sich im zweiten Beispiel die durchschnittlichen negativen Folgen des Rauchkonsums nicht ändern würden, ist die Angst vor der nächsten Zigarette größer. Der Grund dafür ist, erstens dass das Modelllernen direkter wirken kann und zweitens, dass die Gefahr von einzelnen Zigaretten ausgeht und nicht erst von einer Masse. Ein praktisches Beispiel für diesen Sachverhalt ist die trotz der hohen Sicherheitsstandards weit verbreitete Flugangst.

Dieses Gedankenexperiment macht deutlich, dass durch die Art der Krankheitsentstehung bei Rauchern der Zusammenhang zwischen Rauchen und Krankheit nicht direkt wahrgenommen werden kann und daher die Risikowahrnehmung verzerrt ist. Der Erfolg von Modelllernen als Mittel der Rauchentwöhnung ist theoretisch davon abhängig, wie sehr ein Individuum die Krankheit als Folge des Rauchens wahrnimmt oder nicht. Durch diese verzerrte Risikowahrnehmung, sollte das Modelllernen am Krankheitsbild nicht für den Ausstieg, sondern maximal als unterstützende Maßnahme geeignet sein. Stimmt diese theoretische Folgerung aus der Theorie des Modelllernens mit dem tatsächlichen Verhalten von Rauchern überein?

Eine Untersuchung von Goksel (2002), die sich mit rauchenden Verwandten von Menschen mit rauchbedingten Krankheiten befasst, verstärkt diese Aussage. Nur 7,2% dieser Probanden, stoppten ihr Rauchverhalten. Die Entscheidung, ob ein Mensch mit Rauchen aufhören möchte, war statistisch davon unabhängig, ob die Probanden sich bewusst waren, dass das Rauchen Ursache der Krankheit war. Goksels Schlussfolgerung ist, dass obwohl sich diese Raucher der schweren Folgen ihrer Sucht bewusst sind, sie dennoch nicht erfolgreich aussteigen können.

Da das Modelllernen an Krankheitsbildern nicht funktioniert bleibt die Möglichkeit, dass das Modelllernen dann zur Einstellung des Rauchverhaltens führt, wenn Nichtraucher in der Gesellschaft sozial besser akzeptiert werden als Raucher. Dieser Effekt ergibt sich entweder dann, wenn sich werdende Ex-Raucher in Selbsthilfegruppen organisieren bzw. sich in Gruppentherapie begeben, oder wenn das momentane soziale Umfeld des Rauchers das Rauchen ablehnt. Ersteres ist als Therapieform planbar. Eine Metaanalyse von Buchholz (2002) gibt dieser Therapieform etwa dieselben Erfolgsquoten von etwa 80% sofortigem Erfolg und einem Resterfolg von 50% drei Monate später. Taylor (1999, 154) zufolge kann Modelllernen jedoch unterstützend für eine andere Therapie wirken. Statistische Ergebnisse für diese Behauptung legt sie jedoch nicht vor.

Fazit

Modelllernen am Krankheitsbild erweist sich als statistisch unabhängig vom Erfolg von Rauchentwöhnungsversuchen. Das Modelllernen an anderen Menschen, die das Rauchen erfolgreich bekämpfen zeigt in etwa dieselben Ergebnisse, wie die Konditionierungstherapien.

Multimodale Methoden

Ein Ausweg, den alle im Nachspann aufgeführten Therapieprogramme nutzen, ist es verschiedene Methoden gleichzeitig anzuwenden. Die meisten verfügbaren Therapien nutzen zum Teil in dieser Arbeit behandelte Konditionierungsformen in Kombination mit Entspannungstraining, Stressbewältigungstraining, Ernährungsberatung, unspezifizierter Rückfallprävention, kognitiven Übungen zur Veränderung interner Monologe, Selbstwirksamkeitstraining, Akupunktur, Hypnose und vieles mehr. Aufgrund ihrer Vielfalt an Mitteln werden diese Therapien als multimodale Therapien bezeichnet. Therapien, die ausschließlich psychologische Mittel beinhalten werden im Folgenden als psychologische multimodale Therapien bezeichnet. Die Ergebnisse von Leventhal und Cleary (1980) lassen erkennen, dass zumindest alle von ihnen untersuchten psychologischen multimodalen Therapien in etwa dieselbe hohe anfängliche Erfolgsquote haben, die sich nach spätestens einem Jahr auf unter 50% verringert hat und weiter fällt. Die Zahl der möglichen Kombinationen ist jedoch groß und die Therapien haben sich seit dieser Untersuchung weiterentwickelt. Neuere Meta-Analysen, wie die von Buchholz (2002), legen jedoch keine besseren Erfolgsquoten für Therapien nahe, die ausschließlich auf den hier behandelten Theorien basieren. Dies schließt nicht den von Taylor (1999) referierten, jedoch nicht statistisch nachgewiesenen, positiven Unterstützungseffekt multimodaler Methoden aus klassischen Lerntheorien für andere Therapien aus.

Fazit

Die Kombination mehrerer der vorgestellten Verfahren klassischer Lerntheorien untereinander verändert die Erfolgsaussichten der Kombinationstherapie nicht. Ein positiver Unterstützungseffekt multimodaler Methoden aus klassischen Lerntheorien liegt aufgrund ihrer hohen Anfangserfolge nahe.

Zusammenfassung

In meiner Arbeit habe ich Therapien zur Raucherentwöhnung untersucht, die auf den Lerntheorien der Klassischen und Operanten Konditionierung, sowie dem Modelllernen beruhen. Diese Ansätze haben zwei Dinge gemeinsam: Erstens haben sie ähnliche Erfolgsquoten – anfänglich hohe Erfolge (bis 90%), und eine hohe Rückfallquote (nach spätestens einem Jahr ist die Erfolgsquote weit unter 50%, Leventhal und Cleary zufolge sogar bis zu 10%). Zweitens sind sie alle reine psychologische Therapien und greifen damit nicht direkt in die Physiologie des Rauchers ein. Sollte, wie in der von Kröger (2004) vorgestellten Theorie zum Auslöser der Nikotinsucht, das Rauchen langwierige oder dauerhafte physiologische Veränderungen im Gehirn bewirken, so ist unklar,

- inwiefern diese Veränderungen das Verhalten von Rauchern determinieren,
- inwiefern psychologische Therapien auf die Gehirnphysiologie positiv Einfluss nehmen können,
- mit welchen physischen oder chemischen Mitteln diese Veränderungen rückgängig oder dauerhaft verhaltensunwirksam gemacht werden können und welche anderen Auswirkungen diese Mittel hätten.

Die untersuchten Therapien sind durch Ihre großen Anfangserfolge für den ersten Ausstieg aus der Rauchgewohnheit geeignet. Dennoch sind sie für eine nachhaltige Raucherentwöhnung, die weder eine hohe Rückfallquote besitzt, noch den Patienten eine zyklische Wiederauffrischung der Therapie abverlangt, nicht zureichend. Bedeutet das nun, dass es unmöglich ist mit dem Rauchen aufzuhören? Auch wenn die letztendliche Erfolgsrate einer Therapie nur 10% wäre, würde nach Taylor wie mehrmalige Anwendung einer Therapie früher oder später zum Erfolg führen. Für diese Vermutung spricht, dass es Ex-Raucher gibt und dass viele von ihnen mindestens drei Versuche des Aufhörens hinter sich haben. (Taylor, 1999, 157)

Sollte, wie Kröger (2004) darlegt Rauchen die Physiologie des Gehirns dauerhaft verändern, sollten Methoden, die physisch in den Körper eingreifen, viel versprechender sein. Beispiele für solche Methoden sind Akupunktur, Medikamente und andere physische Eingriffe in den Organismus. Leider sind für diese Methoden sowie für die Hypnose, als weitere rein psychische Maßnahme, keine Testergebnisse verfügbar. Daher ist weitere Forschung auf diesem Gebiet sinnvoll.

Quellenangaben

1. American Cancer Society. (2004). Cancer statistics 2004. Atlanta, GA: Author.

2. American Heart Association. (2005). Heart and stroke facts. Dallas, TX: Author.
http://www.americanheart.org/downloadable/heart/1103829139928HDSSta ts2005Update.pdf, (p.32)

3. Bandura, A. (1977). Toward a unifying theory of behavioral change. Psychological Review, 84, 191-215

4. Biglan, A., McConnel, S., Severson, H. H., Bavry, J., Ary, D. (1984): A situational analysis of adolescent smoking, Journal of Behavioral Medicine, 7, 109-114

5. Buchholz, M. B. (2002) Stellungnahme zu Birgit Kröner-Herwig: 'Expertise zur Beurteilung der empirischen Evidenz des Psychotherapieverfahrens Verhaltenstherapie' Tübingen: dgvt e.v. - Deutsche Gesellschaft für Verhaltenstherapie http://www.dgvt.de/index.html?artikel.php?cID=620~Main

6. Centers for Disease Control. (1989). Surgeon general's report on smoking: Reducing health consequences of smoking: 25 years of progress, 1964-1989. Washington, DC:Author.

7. Cole, K.C. (1999). Das Universum in der Teetasse, 1. Aufl. (p.45). Berlin: Aufbau-Verlag

8. Goksel, T., Ozol, D., Bayindir, U., Guzelant, A. (2002). Smoking habit among the relatives of patients with serious smoking-related disorders European Addiction Re-search 2002;8:118-121

9. Hall, R. A., Rappaport, M., Hopkins, H. K., Griffin, R. (1973). Tobacco and evoked potential. Science, 180, 212-214

10. Jarvik, M.E. (1973). Further observations on nicotine as the reinforcing agent in smoking. In W.L. Dunn (Ed.), Smoking behavior: Motives and incentives (p.33-50). Washington, DC: Winston.

11. Kröger, C. (2004). Interview beim Bayrischen Rundfunk 2004, http://www.br-online.de/umwelt-gesundheit/thema/rauchen/

12. Leventhal, H., Cleary, P.D. (1980). The smoking problem: A review of the research and theory in behavioral risk modification. Psychological Bulletin, 88, 370-405

13. Lichtenstein, E., Mermelstein, R. J. (1984). Review of approaches to smoking treatment: Behavior modification strategies. In Matarazzo, J.D., Weiss, S. M., Herd, J.A., Miller, N.E., (Eds.) Behavioral Health: A handbook of health enhancement and disease prevention. New York: Wiley.

14. McGinnis, M., Richmond, J.B., Brandt, E.N., Windom, R.E., Mason, J.O. (1992). Health progress in the United States; Results of the 1990 objectives for the nation. Journal of the American Medical Association, 268, 2545-2552

15. Miller, A., Gimpl, M. (1971). Operant conditioning and self-sontrol of smoking and studying. Journal of Genetic Psychology, 119, 181-186

16. Pomerleau, O.F, Pomerleau, C.S. (1989). A biobehavioral perspective on smoking. In: T.Ney, A.Gale (Eds.), Smoking and human behavior. (p.69-93). New York: Wiley.

17. Rauchen und Gesundheit, o.V., http://www.praxisbenner.de/erkrankungen/, nach Berichten des ZDF-Gesundheitsmagazins Praxis und des dpa, 23.12.2004

18. Ogden, Jane (1996). Health psychology - A textbook. (p.88-89). Trowbrigde: Redwood Books

19. o.V. (1999-2005). Rauchfrei.de – Rauchen Ade. Aversionstherapien, http://www.rauchfrei.de/raucherentwoehnung.htm

20. Swaim, R.C., Oetting, E. R., Casas, J. M. (1996). Cigarette use among migrant and nonmigrant Mexican American youth; A socialization latent-variable model. Health Psychology, 15, 451-458

21. Taylor, S. E. (1999). Health Psychology, 4th edition. Los Angeles, CA: McGraw-Hill

22. WHO - World Health Organisation (2004). http://www.who.int/tobacco/en/ Author.

23. Zimbardo, P.G., Gerrig, R.J. (2003). Psychologie, 7th edition. Berlin: Springer

Webseiten mit Rauchentwöhnungsprogrammen:

1. Cooper, Clayton (2004). The Cooper–Clayton method to quit smoking. www2.kcr.uky
2. Institut für Sozial- und Präventivmedizin der Universität Zürich (2004). Ziel Nichtrauchen. Schritt für Schritt zum Erfolg http://www.zielnichtrauchen.ch/Broschueren/index.php?etappe=3
3. Kröger, C. (2004). Interview beim Bayrischen Rundfunk 2004, http://www.br-online.de/umwelt-gesundheit/thema/rauchen/
4. milton-erickson-institut-hamburg (2004) http://www.milton-erickson-institut-hamburg.de/therapie/rauchen/aussteigen.htm
5. Rauchen und Gesundheit, o.V., http://www.praxisbenner.de/erkrankungen/, nach Berichten des ZDF-Gesundheitsmagazins Praxis und des dpa, 23.12.2004
6. Rauchfrei.De-Rauchen Ade 1999-2005 http://www.rauchfrei.de/raucherentwoehnung.htm
7. Rauchfrei: Neue Therapie für Frauen (2005). http://www.lifeline.de/cda/page/center/0,2845,8-6570,FF.html Standard-Rauchentwöhnung plus Ernährungsberatung oder psychische Beratung für Angst vor Gewichtszunahme.
8. Scharzwaldklinik Obertal (2004). http://www.m-press.rmc.de/obertal/nicht.htm. Autogenes Training, Homöopathie, Ernährungsergänzung, Elektroakupunktur, Sauer-stoff-Intensiv- und Ozon-Eigenblut-Therapie
9. Thiede, S., Graeff, B. (2004). Köln: http://www.rauchfrei-trainings.de/
10. Onlineberatung-Therapie http://www.onlineberatung-therapie.de/nikotinfrei.html 21 Tageprogramm als Computerprogramm downloadbar, kognitive Lerntheorien

Motivation in einem Anti-Rauch-Seminar
von Lisa Sipos

Einleitung

„Ich höre auf zu Rauchen" – ist ein Entschluss, den sich viele Raucher schon mehrmals in ihrem Leben gesetzt haben. Doch in vielen Fällen, ist das Ziel des Nichtrauchens nicht erreicht worden. Das Abgewöhnen des Tabakkonsums ist eine meist langwierige Angelegenheit, für die es jede Menge Ausdauer und Motivation bedarf.

Diese Ausarbeitung beschäftigt sich mit verschieden motivationsfördernden Faktoren, die anschließend auf die Leistung des Entwöhnens übertragen werden sollen. Zunächst werden die Begriffe Motivation und Motiv erläutert, das Risikowahl-Modell von Atkinson vorgestellt, um den Moment der Motivierung zu verdeutlich, und auf Kausalattributionen von Erfolg bzw. Misserfolg und die Selbstbewertung eingegangen. Anschließend wird das erweiterte Motivationsmodell von Heckhausen vorgestellt und Theorien zur Selbstwirksamkeit, zu Bezugsnormen der Leistungsbewertung, intrinsischer und extrinsischer Motivation, dem Flow-Erleben, der Selbstbestimmung und Zielen sowie Interessen. Anhand dieser Theorien werden Einheiten eines Anti-Rauch-Seminars vorgestellt, die helfen sollen, eine anhaltende Motivation zur Entwöhnung aufrecht zu erhalten.

Motivation und Personenmerkmal Motiv

Der Begriff Motivation leitet sich vom lateinischen Verb movere (bewegen) ab und erfasst die Faktoren und Prozesse, welche in einer konkreten Situation zu zielgerichteten Handlungen führen: „Motivation umfasst alle diejenigen Prozesse, die zielgerichtete Verhaltensweisen in konkreten Situationen auslösen und aufrechthalten"[1]. Es gibt nicht die eine Motivation. Motivation ist ein vielseitiges hypothetisches Konstrukt, das in unterschiedlichen Situationen auf unterschiedliche Weise auftreten kann.[2] Relevant für das Auftreten einer Motivation ist ein bestimmtes Motiv, welches in der klassischen Motivationspsychologie als ein überdauerndes Personenmerkmal angesehen wird, das sich in bestimmten Grundsituationen als „wiederkehrendes Anliegen"[3] zeigt. Man geht dabei von verschiedenen Grundtendenzen eines Motives aus, wie zum Beispiel dem

---

[1] Langfeldt, H.-P. (2006), S. 49.
[2] Vgl. Rheinberg, F. (2008), S.66.
[3] Rheinberg, F. (2008), S.70.

Machtmotiv, dem Leistungsmotiv und dem Anschlussmotiv.[4] Machtmotivierte Handlungen zielen auf die Kontrolle anderer Personen und Machtausübung. Unter Leistungsmotivation versteht man diejenigen Motive, hinter welchen die Absicht steht, „etwas zu leisten, Erfolge zu erzielen und Misserfolge zu vermeiden, wobei zur Bewertung des Erfolgs bzw. Misserfolgs ein individuell verbindlicher Bewertungsmaßstab herangezogen wird"[5]. Ein Verhalten wird leistungsmotiviert, wenn es sich auf einen Gütermaßstab bezieht, welchen es zu erreichen oder zu übertreffen gilt, und wenn es als Ziel die Selbstbewertung der eigenen Tüchtigkeit hat.[6] Leistungsmotivation ist nach Heckhausen, „das Bestreben, die eigene Tüchtigkeit in all jenen Tätigkeiten zu steigern oder möglichst hoch zu halten, in denen man einen Gütermaßstab für verbindlich hält, und deren Ausführung deshalb gelingen oder misslingen kann"[7]. Unter Anschlussmotiv versteht man das Bedürfnis, soziale Beziehungen einzugehen und aufrechtzuerhalten.

In einer motivpassenden Situation kann aus diesen verschiedenen Personenmarkmalen eine aktuelle Motivation werden.[8] Dabei wird das personale Motiv durch situative Bedingungen angeregt. Motivation ist die Interaktion von Motiven und situationellen Anreizen. Atkinson entwickelte ein Modell, das erklärt, wie die Motivation durch den Anreiz des Erfolges, der Wahrscheinlichkeit auf Erfolg und der Aufgabenschwierigkeit angeregt werden kann.

Modelle und Theorien

Risikowahlmodell

Das Risikowahlmodell beschreibt, wie die Leistungsmotivation von der Erfolgswahrscheinlichkeit und dem Anreiz des Erfolges bestimmt wird. Es besagt, dass die Wahrscheinlichkeit des Erfolges mit zunehmender Aufgabenschwierigkeit sinkt. Ist eine Aufgabe extrem schwierig, ist es praktisch aussichtslos sie zu Ende zu führen. Aus diesem Grund sinkt die Motivation zusammen mit der Wahrscheinlichkeit auf Erfolg. Der Anreiz des Erfolges dagegen wird umso

---

[4] Vgl. Woolfolk, A. (2008), S.458.
[5] Langfeldt, H.-P. (2006), S. 51.
[6] Vgl. Rheinberg, F. (2008), S.60.
[7] Heckhausen zitiert nach Rheinberg, F. (2008), S.62.
[8] Vgl. Rheinberg, F. (2008), S.70.

größer, je schwieriger die Aufgabe ist.[9] Die Lösung einer extrem leichten Aufgabe, wird nicht als erfolgreich wahrgenommen, da sie keine Herausforderung darstellt. Die Lösung einer schwierigen Aufgabe dagegen ist höchst reizvoll, da man durch den Erfolg, etwas Schwieriges geschafft hat.

Es ergeben sich demnach zwei gegenläufige Geraden für die Motivierung. Mit ansteigender Wahrscheinlichkeit eines Erfolgs steigt die Motivation einerseits, allerdings sinkt gleichzeitig der Anreizwert der Aufgabe und somit die Motivation ebenfalls. Die Motivation etwas zu leisten ist also von zwei Bedingungen abhängig: zum einen von der Zuversicht, einen Erfolg erreichen zu können und zum anderen von der Bewertung des Erfolges. Ein Leistungsmotivierter wird nicht solche Aufgaben wählen, die hoffnungslos zu schwer sind. Aber er wird auch keine Aufgaben wählen, die unter Berücksichtigung seines Leistungsstandes viel zu leicht sind. Um Unter- oder Überforderung zu vermeiden, richtet sich die Leistungsmotivation auf Aufgaben mit mittlerem Schwierigkeitsgrad. Diese Aufgaben wirken besonders anreizend, da Erfolg und Misserfolg gleichermaßen möglich sind. Somit ist die Aufgabe einerseits an sich reizvoll, da sie dem Grad der eigenen Fähigkeiten entspricht und andererseits auch reizvoll, da der Erfolg die Aufgabe gelöst zu haben nicht selbstverständlich ist. Als besonders motivierend gelten Handlungen, die einem mittleren Anspruchsniveau entsprechen. Unter Anspruchsniveau versteht man, „was sich die Person zu schaffen vornimmt"[10], es ist „dasjenige Niveau der zukünftigen Leistung bei einer bekannten Aufgabe, welches eine Person, der ihr vergangenes Leistungsniveau bei dieser Aufgabe bekannt ist, explizit zu erreichen versucht"[11]. Ob ein Anspruchsniveau als mittelschwer empfunden wird, hängt von der Wahrscheinlichkeit auf Erfolg, der Aufgabenschwierigkeit und den subjektiven Fähigkeiten ab, aufgrund derer Schwierigkeitsgrade von Aufgaben beurteilt werden.[12] Um mit einer Handlung zufrieden zu sein, muss das Anspruchsniveau mindestens erreicht werden.

Atkinson macht darauf aufmerksam, dass neben dem Anspruchsniveau die Richtung des Leistungsmotives ausschlaggebend für die Motivierung in einer Leistungssituation sei. Er unterscheidet zwischen den beiden unabhängigen Leistungsmotiven Hoffnung auf Erfolg und Furcht vor Misserfolg. Je nach dem welches Motiv überwiegt, ist das Motiv insgesamt erfolgserreichend oder misser-

---

[9] Vgl. Rheinberg, F. (2008), S.71.
[10] Vgl. ebd., S.71.
[11] Weiner, B. (1984), S. 134.
[12] Vgl. Rheinberg, F. (2008), S.72.

folgsmeidend orientiert. Leistungsmotivation resultiert demnach aus einem emotionalen Konflikt zwischen Hoffnung auf Erfolg und Furcht vor Misserfolg.[13] Für Erfolgsmotivierte bzw. Misserfolgsmeidende fällt die oben beschriebene Kurve der Motivation in Leistungssituationen unterschiedlich aus.

Bei Erfolgszuversichtlichen ergibt sich in der Regel, die oben beschriebene umgekehrte U-Funktion, bei welcher die mittelschweren Aufgaben die höchste Motivation hervorrufen.[14] Bei Menschen, die misserfolgsmeidend motiviert sind, ergibt sich eine andere Funktion.[15] Menschen, die vor allem aus Furcht vor Misserfolg handeln, werden dazu neigen, Extremaufgaben zu wählen. Misserfolgsängstliche meiden mittelschwere Aufgaben, da diese im Gegensatz zu extrem leichten bzw. extrem schweren Aufgaben als bedrohlich angesehen werden. Bei extrem leichten Aufgaben, kann Misserfolg gemieden werden, da die Wahrscheinlichkeit des Erfolges sehr hoch ist. Bei extrem schwierigen Aufgaben, bei denen die Wahrscheinlichkeit eines Erfolges praktisch null ist, ist ein Versagen nicht weiter schlimm, da die Aufgabe „eh so schwierig wahr" und man sie von vornherein nicht schaffen konnte. Die nach unten geöffnete U-Kurve der Erfolgszuversichtlichen dreht sich bei den Misserfolgsmeidenden um, und wird zu einer nach oben geöffneten Parabel, bei welcher vor allem die Extreme motivierend wirken. Die für Erfolgsmotivierten am meisten förderlichen Bedingungen sind demnach gleichzeitig „die für Mißerfolgsmotivierte am meisten beeinträchtigenden und umgekehrt"[16].

Ursachenerklärung von Erfolg und Misserfolg

Die zugrundeliegende Annahme der Theorien von Ursachenerklärungen von Erfolg und Misserfolg ist, „daß Menschen motiviert sind, ihre Umwelt kausal zu erklären, also wissen wollen, warum ein Ergebnis eingetreten ist."[17] Je nachdem, welche Ursachen und Gründe man für Erfolg bzw. Misserfolg verantwortlich macht, kann sich diese sogenannte Kausalattribution positiv oder negativ auf die Motivation auswirken. Es wird zwischen internalen bzw. externalen und stabilen bzw. nicht stabilen Ursachen unterschieden. Im Allgemeinen werden vier Ursa-

---

[13] Vgl. Weiner, B. (1984), S. 152.
[14] Vgl. Rheinberg, F. (2008), S.71.
[15] Vgl. ebd. (2008), S.73.
[16] Weiner, B. (1975), S.81.
[17] Ebd. (1984), S. 255.

chen zur Erklärung von Erfolg und Misserfolg herangezogen, die sich nach den beiden Dimensionen Lokalität und Stabilität unterscheiden lassen. Die Faktoren sind Begabung, Anstrengung, Aufgabenschwierigkeit und Zufall.

Internale bzw. externale Ursachenzuschreibung bezieht sich darauf, ob man ein Handlungsergebnis sich selbst oder irgendwelchen außerhalb von einem selbst liegenden Bedingungen zuschreibt. Bei internaler Attribution liegen die Ursachen für Erfolg bzw. Misserfolg innerhalb der eigenen Person, z.B. in der eigenen Fähigkeit oder Anstrengung, bei der externalen Attribution liegen die Ursachen außerhalb der Person wie zum Beispiel bei anderen Personen, Umwelteinflüssen und äußeren Faktoren, wie der Aufgabenschwierigkeit und dem Zufall.

Unter stabilen Ursachen versteht man Faktoren, die zeitüberdauernd sind, unter nicht stabilen Faktoren, Ursachen, die situativ veränderbar sind. An der zeitlichen Stabilität der Ursachen hängt die Erwartung, ob die Ursachen sich ändern können und wie das zukünftige Abschneiden in vergleichbaren Situationen ausfällt.[18] Zu den stabilen Faktoren zählen der internale Faktor Fähigkeit und der externale Faktor Schwierigkeit, zu den nicht stabilen Ursachen zählen Anstrengung und Zufall.

Die Ursachenzuschreibung bestimmt die Erfolgserwartung und den Selbstbewertungsaffekt. Je nach Lokation (internal oder external) und Stabilität (stabil oder variabel) der Ursachen, „die man für das eigene Abschneiden verantwortlich macht"[19], unterscheidet sich die Erfolgserwartung in zukünftigen Situationen und die Bewertung der eigenen Person. Die Stabilitätsdimension beeinflusst vor allem die Erwartungsänderungen und die Lokationsdimension selbstwertbezogene Gefühle.[20]

An der Zuschreibung der Ursachen an internale oder externale Faktoren hängt der Selbstbewertungsaffekt, d.h. ob man die Ursachen bei sich oder bei seiner Umwelt sucht. Je nach Kausalattribution kann sich diese Zuschreibung positiv oder negativ auswirken. Wird Erfolg internal begründet, also den eigenen Fähigkeiten oder der eigenen Anstrengung zugeschrieben, wird „besonders intensiv Freude und Zufriedenheit nach Erfolg" empfunden. Wird Erfolg dagegen externalen Ursachen zugeschrieben, wie zum Beispiel Glück und Zufall, kann diese Zufriedenheit nicht im gleichen Maße erlebt werden, da man nicht Stolz

---

[18] Vgl. Rheinberg, F. (2008), S.82.
[19] Rheinberg, F. (2008), S.81.
[20] Vgl. Weiner, B. (1984), S. 259.

auf die eigene Tüchtigkeit sein kann. Wird Misserfolg internal begründet, lässt dies die eigene Selbstbewertung sinken, da man seine eigenen Fähigkeiten für gering einschätzt. Wird Misserfolg external begründet, wie zum Beispiel durch Pech, leidet die Selbstbewertung nicht unter der Attribution, da nicht die eigenen Fähigkeiten Schuld am Misserfolg waren. Für die Motivation ist es geeignet, wenn Erfolg internalen und stabilen Faktoren und Misserfolg externalen zugeschreiben wird. Besonders vorteilhaft ist es, „wenn jemand Erfolg auf den stabilen Faktor Fähigkeit, Mißerfolg dagegen auf den variablen Faktor Anstrengung zurückführt, ersteres stärkt das Selbstbewußtsein und die künftige Erfolgsgewißheit, letzteres erhält die Zuversicht, durch größere Mühe dennoch Erfolg haben zu können"[21].

Erfolgsmotivierte und Misserfolgsmotivierte unterscheiden sich in ihrer bevorzugten Ursachenzuschreibung. Während Erfolgsmotivierte Misserfolg vor allem externalen und variablen Ursachen zuschreiben, die in zukünftigen Situationen veränderbar sind, fallen Kausalattributionen von Misserfolgsmeidenden meist entmutigend aus, da Erfolg external und Misserfolg internal und stabil begründet werden.

Selbstbewertung

Die Selbstbewertung ist ein wichtiger Faktor der Leistungsmotivation. Je nachdem wie man sich selbst in Bezug auf seine Leistung bewertet, kann dies motivierend wirken. Die Selbstbewertung der eigenen Leistung hängt von drei Teilprozessen ab, dem Vergleich eines Resultats mit einem Standard, der Kausalattribution des Resultats und dem Selbstbewertungsaffekt von Zufriedenheit mit der eigenen Tüchtigkeit.[22] Ausschlaggebend für eine positive Selbstbewertung ist das Erreichen oder Übertreffen eines Gütermaßstabes und Erfolg, der auf die eigene Tüchtigkeit und Anstrengung zurückgeführt werden kann.

Das erweiterte kognitive Motivationsmodell von Heckhausen

Das erweiterte kognitive Motivationsmodell nach Heckhausen setzt sich aus der wahrgenommen Situation, der möglichen Handlung, dem erwarteten Ergebnis dieser Handlung und den aus der Handlung möglich resultierenden Folgen zu-

---

[21] Wittemöller-Fröster, R. (1993), S.159.
[22] Vgl. Rheinberg, F. (2008), S.84.

sammen. Die vier Hauptkomponenten sind „Ausgangsituation, Handlung, Handlungsergebnis und Handlungsfolgen"[23]. Die Faktoren lösen verschiedene Erwartungen in der handelnden Person aus. Die Ausgangssituation birgt die Situations-Ergebnis-Erwartung, der Annahme, was geschieht, wenn nicht gehandelt wird, in sich. Es stellt sich die Frage, ob das Ergebnis schon durch die Situation festgelegt ist. Ist sie das nicht, muss man sich fragen, ob man das gewünschte Ergebnis herbeiführen kann. Dies ist die sogenannte Handlungs-Ergebnis-Erwartung, der Annahme mit welcher Wahrscheinlichkeit das Handeln zum Ergebnis führt. Anschließend folgt die Ergebnis-Folge-Erwartung, welche prüft, ob das Ergebnis und dessen Folgen wünschenswert sind. Zusammengefasst besagt das Modell, „daß die Handlungstendenz einer Person umso stärker wird, je sicherer das Handlungsergebnis Folgen mit hohem Anreiz nach sich zieht, und um so eher dieses Ergebnis vom eigenen Handeln abhängt und sich nicht schon aus dem Gang der Dinge von alleine ergibt"[24].

Selbstwirksamkeit

Ein wichtiges Kriterium für Motivation ist die Erfahrung der eigenen Selbstwirksamkeit und Selbstbestimmung. Selbstwirksamkeit wird als „Glaube an die eigenen Fähigkeiten, den Verlauf und die Ausführung der eigenen Handlung so zu steuern, dass ein bestimmtes Ergebnis erzielt wird"[25] definiert. Die Selbstwirksamkeit konzentriert sich auf die eigenen Fähigkeiten, etwas zu schaffen. Höhere Selbstwirksamkeit führt zu größerer Anstrengungsbereitschaft und Ausdauer bei Rückschlägen. Kompetenzerleben und die Kontrolle über den „eigenen Lernprozess und dessen Ergebnis"[26] tragen zur Motivation bei.

Bezugsnormen der Leistungsbewertung

Man kann zwei verschiedene Bezugsnormen zur Bewertung von Leistungen heranziehen. Zum einen die individuelle Bezugsnorm und zum anderen eine soziale Bezugsnorm. Die individuelle Bezugsnorm orientiert sich an der Leistungsentwicklung der einzelnen Personen. Die Leistung wird anhand individuel-

---

[23] Wittemöller-Fröster, R. (1993), S.157.
[24] Rheinberg, F. (2008), S.132.
[25] Bandura zitiert nach Woolfolk, A. (2008), S.404.
[26] Woolfolk, A. (2008), S.414.

ler Veränderungen bewertet, indem aktuelle Leistungen mit früheren Leistungen verglichen werden. Die soziale Bezugsnorm orientiert sich an einem Querschnitt der Leistungsverteilung einer sozialen Vergleichsgruppe.[27] Die individuelle Leistung wird in Beziehung mit der Leistung der sozialen Bezugsnorm gesetzt, und mit deren Leistungen verglichen.

Je nachdem an welcher Bezugsnorm man sich orientiert, fallen Bewertung und Folgen einer Leistung unterschiedlich aus.[28] Bei der individuellen Bezugsnorm ergibt sich ein äußerst variables Leistungsbild, das meist aus zeitvariable Ursachen zurückgeführt wird, wie zum Beispiel auf die jeweilige Tagesform oder Anstrengung. Bei der sozialen Bezugsnorm dagegen ergibt sich ein konstanteres Leistungsbild, welches auf zeitkonstante Ursachen zurückgeführt wird, wie den eigenen Fähigkeiten. Während bei der individuellen Bezugsnorm Veränderungen in der Leistung schnell bemerkt werden, zum Beispiel ob statt 50 Rechtschreibefehlern nur noch 30 Rechtschreibefehler in einem Diktat gemacht werden, ist es bei der sozialen Bezugsnorm schwieriger, Leistungsveränderungen zu sehen. So wird der Schüler der statt 50 noch 30 Fehler macht, nach wie vor zu den Schlusslichtern der Klasse gehören.

Intrinsische und extrinsische Motivation

Motivierte Handlungen lassen sich nach dem Grad ihrer Selbstbestimmung und Kontrolliertheit unterscheiden. Dabei werden zwei verschiedene Arten von Motivation unterschieden, die dadurch bestimmt werden, wo die Beweggründe einer Handlung festgemacht werden. Liegen die Gründe in der Handlung selbst, wird sie um ihrer selbst Willen ausgeführt und handelt die Person aus eigenem Antrieb spricht man von intrinsisch motivierten Handlungen.[29] Liegt der Beweggrund einer Handlung außerhalb der Handlung oder steht hinter der Handlung eine instrumentale Absicht, spricht man von extrinsischer Motivation.[30]

Intrinsische Motivation gilt als der Prototyp für selbstbestimmtes Handeln und aus diesem Grund als äußerst positiv für die Motivation der handelnden Person: „das Individuum fühlt sich frei in der Auswahl und Durchführung seines Tuns.

---

[27] Vgl. Rheinberg, F. (2008), S.88.
[28] Ebd., S.12f.
[29] Vgl. Rheinberg, F. (2008), S.149.
[30] Vgl. ebd, S.149.

Das Handeln stimmt mit der eigenen Auffassung von sich selbst überein"[31]. Extrinsische Handlungen scheinen dieser Selbstbestimmung im Weg zu stehen. Durch die Prozesse der Internalisation[32] und der Integration[33] können allerdings zunächst extrinsische Verhaltensweisen zu selbstbestimmten Handlungen überführt werden.[34] Intrinsische und extrinsische Motivation stehen sich daher nicht als Gegensätze gegenüber, da in vielen Fällen aus extrinsischer Motivation intrinsische Motivation werden kann.

Flow-Erleben

Das Flow-Erleben ist der Zustand des „(selbst-)reflektionsfreien gänzlichen Aufgehens in einer glatt laufenden Tätigkeit"[35]. Dieses eigenständige Moment zeichnet sich durch ein passendes Anspruchsniveau, einem glatten Handlungsablauf, Vergessen der Zeit und Verschmelzen von Selbst und Tätigkeit aus, das keine willentliche Konzentration benötigt.

Selbstbestimmungstheorie

Die Selbstbestimmungstheorie postuliert dreierlei angeborene psychologische Bedürfnisse: das Bedürfnis nach Kompetenz oder Wirksamkeit, nach Autonomie oder Selbstbestimmung und nach soziale Eingebundenheit.[36]

Ziele und Interessen

In der Motivationspsychologie werden zwei Hauptarten von Interessen unterschieden: situationelles und personelles Interesse (situational interest, personal interest)[37]. Situationelles Interesse ergibt sich aus einer bestimmten Situation, die kurzzeitige Neugier und momentanes Interesse an einem Gegenstand weckt.

---

[31] Deci, L.E./ Ryan, M. (1993), S. 226.

[32] Internalisation bedeutet, dass externale Werte in internale Regulationsprozesse überführt werden (vgl. Deci, L.E./ Ryan, M. (1993), S. 227).

[33] Bei der Integration werden die inernalisierten Werte und Regulationsprinzipien dem Individuum selbst eingegliedert (vgl Deci, L.E./ Ryan, M. (1993), S. 227).

[34] Vgl. Deci, L.E./ Ryan, M. (1993), S. 227.

[35] Rheinberg, F. (2008), S.153.

[36] Vgl. Deci, L.E./ Ryan, M. (1993), S.229.

[37] Vgl. Ormrod, J. (2006), S. 401.

Wird dieses über längere Zeit aufrecht erhalten, kann es sich zu einer dauerhaften Neigung und schließlich zu einem individuellen Interesse entwickeln.

Unter einem Ziel versteht man ein „Ergebnis oder einen Zustand, das oder den ein Individuum anstrebt"[38]. Das Ziel entspricht einem zukünftigen „soll-Zustand", den es zu erreichen gilt. Die Diskrepanz zwischen Ist-Zustand und Soll-Zustand soll überbrückt werden. Zielsetzungen, die sich an einem mittleren Anspruchsniveau, einer gewissen Wahrscheinlichkeit und Zukunftsnähe orientieren, gelten als effektiv für die Motivation. Sie lenken die Aufmerksamkeit auf die Aufgabe, liefern Energie und Anstrengung, erhöhen die Ausdauer und fördern den Erwerb von neuem Wissen und neuen Strategien.[39]

Die Zielorientierung gibt die Gründe an, derentwegen eine Person Ziele verfolgt. Diese Gründe können auf Fähigkeiten, Ansehen, Vermeidung und soziale Handlungen zielen. In der Motivationspsychologie wird vor allem zwischen mastery goals, die auf die Aneignung von mehr Wissen und Fähigkeiten zielen und performance goals, die auf die Selbstdarstellung und -präsentation zielen, unterschieden. Die performance goals gliedern sich weiterhin in approach goals (Ansehen bekommen) und avoidance goals (Blamieren vermeiden)[40].

Praktische Umsetzung

Anhand eines Anti-Rauch-Seminars sollen die behandelten Theorien der Motivationspsychologie praktisch umgesetzt werden. Dazu werden die verschiedenen Einheiten des Seminars vorgestellt und auf die theoretischen Ansätze bezogen.

Ziel des Seminars ist die Rauchentwöhnung. Diese soll dadurch erreicht werden, dass die Teilnehmer lernen eigenes Verhalten zu beobachten, zu reflektieren und zu kontrollieren, ihre Leistungsfähigkeit adäquat einzuschätzen, realistische Ziele zu setzen, Erfolg und Misserfolg leistungsdienlich zu interpretieren, Vorgehensweisen zu planen und angemessen mit Realisierungsschwierigkeiten umzugehen.[41]

---

[38] Woolfolk, A. (2008), S.461.
[39] Vgl. Woolfolk, A. (2008), S.462.
[40] Vgl. Ormrod, J. (2006), S. 404.
[41] Vgl. Büttner, G./ Otto, B. (2008), S. 38.

Freiwilligkeit

Die Teilnahme am Seminar ist freiwillig. Die Freiwilligkeit ist so wie die Selbstbestimmung eine gute Voraussetzung für intrinsische Motivation. Die Teilnehmer handeln aus eigenem Willen heraus und können selbst darüber bestimmten, wie sie sich am Seminar und den einzelnen Übungen im Seminar beteiligen. Durch das Fehlen äußerer Zwänge werden Autonomie und Selbstbestimmung gesichert. Die Freiwilligkeit ist zudem ein Indiz für eine gewisse Aufmerksamkeit auf den Zustand des Rauchens. Das Seminar soll dazu beitragen dieses möglicherweise zunächst situationelle Interesse als ein individuelles Interesse zu festigen.

Übungen zur Selbstwirksamkeit

Besonders am Anfang des Seminars, aber auch während dessen, werden Übungen zur Selbstwirksamkeit eingebaut. Diese sollen den Teilnehmern ermöglichen, zu erkennen, dass das, was sie sich vornehmen auch erreicht werden kann. Sie sollen lernen nach dem Motto „das was ich will, das schaffe ich auch" zu handeln. Gleichzeitig wird auf diese Weise die erfolgsorientierte Zuversicht gesteigert, da die Teilnehmer merken, dass sie etwas erreichen können. Selbst, wenn diese Übung nicht im direkten Zusammenhang zum Rauchen steht, können sich durch die Übung der Selbstwert der Teilnehmer erhöhen und damit die Zuversicht, den Schritt das Rauchen aufzugeben zu schaffen. Das Erfahren der eigenen Selbstwirksamkeit schafft die Grundlage dafür, dass kontrollierter Zigarettenkonsum für möglich gehalten wird und führt dadurch zu „größerer Anstrengungsbereitschaft und Ausdauer bei Rückschlägen"[42].

Vorbilder

Ein Teil des Seminars gestaltet sich durch den Besuch von Personen, die es geschafft haben, mit dem Rauchen aufzuhören. Dabei ist darauf zu achten, dass diese Ex-Raucher unterschiedlich an ihr Ziel gelangt sind. Es sollte eine Person dabei sein, die von heute auf morgen aufgehört hat, eine Person, die die Zigaretten nach und nach aufgegeben hat und eine Person, die auch von möglichen Rückschlägen berichten kann. Anschließend haben die Teilnehmer die Möglichkeit sich mit den Personen zu unterhalten und Erfahrungen auszutauschen.

---

[42] Woolfolk, A. (2008), S.407.

Die verschiedenen Personen, die erzählen, wie sie den Weg des Nicht-Rauchens eingeschlagen haben, sollen als Ermutigungsfiguren dienen. Anhand ihrer Beispiele lernen die Nichtraucher verschiedene Wege kennen, wie das Nichtrauchen gelingen kann. Zudem werden sie dadurch ermutigt, dass es sich um normale Menschen wie sie selbst handelt, die auch bei möglichen Rückschlägen ihr Ziel nicht aus den Augen verloren haben. Sie können aus den Erfahrungen dieser Ex-Raucher profitieren, Wichtig ist außerdem zu erkennen, dass es nicht den einen Weg weg von der Zigarette gibt. Sondern, dass jeder für sich selbst eine individuelle Lösung finden kann. Des Weiteren können hier einige Teilnehmer Gütermaßstäbe sehen und motiviert werden sich besonders anzustrengen, ganz nach dem Motto „was die geschafft haben, schaffe ich auch".

Übungen zur Selbsteinschätzung und Zielsetzung

Die Übungen zur Selbsteinschätzung sollen den Teilnehmern die Möglichkeit geben, sich selbst besser kennen zu lernen und dadurch realistische Zielsetzungen zu ermöglichen. Durch einen Vortrag der Seminarleiter zum Setzen von Zielen sollen die Teilnehmer lernen, sich Ziele zu setzen, die helfen ihre Motivation aufrechtzuerhalten. Ziele müssen zeitnah zu erfüllen sein und sollten nicht unter- oder überfordern. Es geht darum zu lernen, nicht von drei Schachteln Zigaretten am Tag auf keine Zigarette am Tag herunterzuschrauben, sondern zu schauen, wie viel der einzelne schaffen kann. Hier geht es darum, sein subjektives Anspruchsniveau zu finden. Die Zigarettenmenge, auf die man sich vornimmt zu verzichten, sollte nicht zu groß und nicht zu klein sein. Die Teilnehmer werden dazu aufgefordert, sich über jeden Erfolg zu freuen, und um den Anreiz des Erfolges zu erhöhen, sich selbst zu belohnen.

Raucher-Tagebuch

In einem Rauchertagebuch soll jeder Teilnehmer sein Ziel für die kommende Woche formulieren, seine Zigarettenmenge am Tag und die jeweiligen Gründe für den Griff zur Zigarette dokumentieren.

Die Raucher-Tagebücher haben mehrere Funktionen, um die Teilnehmer zu motivieren am Ball zu bleiben. Zum einen dienen sie dazu die Situationen zu offenbaren, in denen der Teilnehmer zur Zigarette greift. Der Raucher muss sich demnach genau beobachten und darüber Gedanken machen, warum er wann zur

Zigarette greift. Häufige Situationen sind zum Beispiel die Zigarette nach dem Essen, bei der Arbeit, nach Anstrengung, nach Aufregung und zur Entspannung. Diese Selbstbeobachtung ist Voraussetzung dafür, kritische Momente zu erkennen und sich für eben diese Momente Alternativen zu überlegen.

Anhand dieser Tagebücher können die Teilnehmer einen reflektierten Umgang mit dem Rauchen erlernen, indem sie reflektieren, worin sie die Ursachen zum Griff zur Zigarette sehen, ob es sich um innere Faktoren oder externale Faktoren handelt. Die Seminarleiter sollten den Teilnehmern verdeutlichen, dass der Misserfolg, der sich im Rauchen einer Zigarette zeigt, auf externale und zeitvariablen Ursachen zurückführen lässt. Es sollte vermieden werden Misserfolg auf eigene Schwäche und fehlende Willensstärke zu begründen. Dies senkt die Motivation der Teilnehmer, da sie das Versagen in ihrer eigenen Unfähigkeit sehen. Unter dieser Kausalattribution leidet der Selbstwert der Teilnehmer. Vielmehr sollte der Griff zur Zigarette auf zeitvariable Ursachen zurückgeführt werden, um die Veränderbarkeit der Situationen aufzuzeigen. Durch die variablen Faktoren, ist es möglich, solchen Situationen zu entgehen. Man kann gezielt nach Alternativen suchen. Der Automatismus, mit dem man zur Zigarette greift, muss durchbrochen werden, um das Rauchen „wieder zu einer bewussten Handlung werden zu lassen"[43], um die Kontrolle darüber zu gewinnen.

Zudem dienen die Bücher als Mittel, den Erfolg anzuzeigen. Es wird die individuelle Leistung festgehalten. Hier wird nicht nach der sozialen Bezugsnorm bewertet, sondern individuelle Fortschritte gemessen. Dies trägt zur „Wertschätzung für individuelle Leistungen und Freude an der eigenen Tüchtigkeit"[44] bei.

Alternativen

Anhand der in den Tagebüchern festgehaltenen Situationen, werden alternative Verhaltensmöglichkeiten erarbeitet. Als Beispiel können die Teilnehmer etwas lutschen, etwas kauen oder Entspannungs- und Körperübungen einsetzen. Durch diese Übungen lernen sie ihren eigenen Körper kennen und können das Verlangen einer Zigarette umgehen. Des Weiteren sind besonders Aktivitäten geeignet, die ein mögliches Flow-Erleben hervorrufen, wie zum Beispiel Sport, Malen,

---

[43] Hess, H./ Kolte, B./ Schmidt-Semisch, H. (2004), S. 141.
[44] Rheinberg, F. (2008), S.68.

Lesen, Fantasiereisen. Durch das völlige Aufgehen in einer Tätigkeit wird der Gedanke an die Zigarette vergessen.

Tafel mit den 5 erfolgreichsten Nichtrauchern

Auf einer Tafel, werden jeweils die fünf Teilnehmer aufgelistet, die es geschafft haben am wenigsten zu Rauchen. Diese Tafel mit der Rangliste kann zur Motivation beitragen, da sie einen Wettkampf mit den anderen Teilnehmern auslösen kann. Vor allem auf Menschen, die sich an performance approach goals orientieren, wirkt die Tafel anziehend. Durch das Stehen auf der Tafel, können sie ihren Erfolg öffentlich zeigen. Dadurch, dass die Tafel jeweils nur die fünf besten zeigt, die letzten zehn Plätze also ohne Reihenfolge bleiben, wirkt die Tafel auf diejenigen, die sich am unteren Ende der Rangfolge befinden würden, nicht a-motivierend. Es wird nicht gezeigt, wer am meisten geraucht hat und sich somit in der sozialen Bezugsnorm am Ende befindet.

Rückfälle als Chance zum Lernen

Die Teilnehmer sollen lernen Rückfälle nicht dazu benutzen, sich Selbstvorwürfe zu machen, sondern als Chance zum Erkennen, in welchen Situationen man schwach wird. Durch diese Einstellung leidet der Selbstwert nicht unter Rückfällen. Stattdessen werden sie genutzt um neue Strategien zu suchen, der Versuchung einer Zigarette zu entgehen.

Aufzeigen der Konsequenzen

Das Aufzeigen der negativen Konsequenzen des Rauchens und der positiven Konsequenzen des Nicht-Rauchens sollen den Anreiz des Erfolgs und dessen Folgen erhöhen. Durch die Erhöhung des Anreizes steigt die Folge-Erwartung und damit auch die Motivation, diesen Zustand zu erreichen. Es reicht nicht, die Konsequenzen wie eine Art „Schock-Therapie" aufzuzeigen. Die meisten Raucher sind sich darüber bewusst, dass Rauchen gesundheitsgefährdend ist. Lernpsychologisch folgen diese Konsequenzen allerdings zu spät, da es sich nicht um unmittelbare Bestrafungen handelt.[45] Besonders förderlich ist es, die positiven Konsequenzen des Aufhörens aufzuzeigen, d.h. die Folgen des Ergebnisses posi-

---

[45] Vgl. Hess, H./ Kolte, B./ Schmidt-Semisch, H. (2004), S. 87.

tiv zu formulieren. Außerdem sollten es möglichst konkrete und vorstellbare Folgen sein. Zum Beispiel sollte die Konsequenz „Wenn ich weiter rauche, lebe ich ungesund" eher folgendermaßen formuliert werden: „Wenn ich aufhöre zu rauchen, werden meine Haare und meine Haut gesünder aussehen", „wenn ich aufhöre zu rauchen, werde ich wieder besser schmecken können" und „wenn ich aufhöre zu rauchen, werde ich besser atmen können". Gehandelt wird dann, weil die wahrscheinlichen Folgen des Aufhörens großen Anreiz haben.[46]

10-Punkte-Programm

Die Teilnehmer werden aufgefordert ein 10-Punkte-Programm aufzustellen, warum es sinnvoll sei, mit dem Rauchen aufzuhören. Das 10-Punkte-Programm soll die Teilnehmer selbst aktiv werden lassen, um sich selbst darüber im Klaren zu sein, warum man mit dem Rauchen aufhören sollte. Diese individuellen und persönlichen Gründe sollten sich die Teilnehmer immer wieder vor Augen führen.

Vortrag zum Nichtrauchen

Die Teilnehmer werden aufgefordert in Gruppen, einen Vortrag zu erarbeiten, warum Rauchen nicht sinnvoll ist. Dieser Vortrag wird anschließend von den Teilnehmern selbst in einer Schule vorgetragen.

Der Vortrag soll dazu dienen, dass sich die Teilnehmer intensiv mit dem Rauchen und Nichtrauchen auseinandersetzten. Sie wechseln somit die Seite, nicht sie sind in der Rolle, die Gründe aufgezeigt bekommen, warum Rauchen gefährlich ist, sondern sie müssen sich überlegen, wie sie anderen Personen Nahe bringen, nicht zu rauchen. Dadurch erhalten sie einen völlig anderen Blickwinkel auf das Rauchen. Außerdem müssen sie die Thematik durchdacht aufarbeiten und selbst präsentieren.

---

[46] Vgl. Rheinberg, F. (2008), S.140.

Fazit

Der Weg eines Rauchers zu einem Ex-Raucher ist meist eine schwere Angelegenheit, obwohl jeder um die gesundheitlichen Gefahren und Risiken des Rauchens informiert ist. Viele Menschen schaffen den Schritt zum erfolgreichen Nichtraucher nicht, daher halte ich ein Anti-Rauch-Seminar für eine gute Voraussetzung, das Rauchen aufzugeben. Motivation spielt dabei eine wesentliche Rolle, ist aber nicht die einzige Variable, die bei der Rauchentwöhnung berücksichtigt werden muss. So müssen vor allem medizinische Aspekte mit berücksichtigt werden.

Meiner Meinung nach sind die aufgeführten Einheiten eines Anti-Rauch-Seminars äußerst dienlich für eine gute Motivation mit dem Rauchen aufzuhören. Das Seminar ist so gestaltet, dass es bei den Teilnehmern „realistische Zielsetzungen, günstige Attributionen und Selbstbewertungen"[47] anregt, um eine Ausbildung einer anhaltenden Motivation zu gewährleisten. Es werden Wege und Methoden entwickelt, die den Teilnehmern die Kontrolle und Autonomie über ihr Konsumverhalten geben können.[48]

---

[47] Rheinberg, F. (2008), S.88.
[48] Vgl. Hess, H./ Kolte, B./ Schmidt-Semisch, H. (2004), S. 117.

Literaturverzeichnis

Büttner, G./ Otto, B. (2008): Elementares Training bei Kindern mit Lernschwierigkeiten. In H.-P. Langfeldt(G. Büttner (Hg.): Trainingsprogramme zur Förderung von Kindern und Jugendlichen (2. Auflage).

Deci, L.E./ Ryan, M. (1993): Die Selbstbestimmungstheorie der Motivation und ihre Bedeutung für die Pädagogik.

Hess, Henner/ Kolte, Brigitta/ Schmidt-Semisch, Henning (2004): Kontrolliertes Rauchen. Tabakkonsum zwischen Verbot und Vergnügen. Lambertus.

Langfeldt, H.-P. (2006): Psychologie für die Schule. Weinheim: Beltz.

Ormrod, J. (2006): Educational Psychology: Developing Learners.

Rheinberg, F. (1980): Leistungsbewertung und Lernmotivation. Göttingen: Hogrefe.

Rheinberg, F. (2008): Motivation. Stuttgart: Kohlhammer.

Weiner, B. (1984): Motivationspsychologie. Weinheim und Basel: Beltz Verlag.

Weiner, Bernhard: Wirkung von Erfolg und Mißerfolg auf die Leistung. 1. Auflage 1975. Ernst Klett Verlag, Stuttgart.

Wittemöller-Fröster, Regina: Interesse als Bildungsziel. Merkmale und Bedingungen von Sachinteresse in motivationspsychologischen Theorien. Peter Lang Frankfurt am Main, Berlin, Bern, New York, Paris, Wien, 1993.

Woolfolk, A. (2008): Pädagogische Psychologie. München: Pearson.

Der Einfluss des Rauchens auf das Körpergewicht
von Kornelia Scheiblauer

Einführung

Weltweit sterben jährlich über 3 Millionen Menschen an den Folgen des Rauchens. Wenn sich das Verhalten der Menschen nicht ändert, werden dies laut Schätzungen der Weltgesundheitsorganisation im Jahre 2020 sogar 10 Millionen sein. Das Inhalieren von Tabakrauch ist die Ursache für 80 bis 90% der chronischen Atemwegserkrankungen, für 80 bis 85% aller Lungenkrebse und für 25 bis 43% aller koronaren Herzerkrankungen. Von allen Krebstodesfällen werden 25 bis 30% auf das Rauchen zurückgeführt. (15)

Trotz dieser allgemein bekannten und überaus gefährlichen Auswirkungen auf die Gesundheit schaffen es zahlreiche Raucher nicht, von der Sucht loszukommen und auf die Zigarette zu verzichten.

Sehr häufig, insbesondere von jungen Mädchen und Frauen, wird die Sorge vor einer Gewichtszunahme als ein Grund genannt, nicht mit dem Rauchen aufzuhören bzw. nach einer Entwöhnung wieder damit zu beginnen. Getreu dem ehemaligen Werbeslogan von Lucky Strike-Zigaretten „Reach for a Lucky instead of a sweet", mit dem Zigaretten als Ersatz für Süßigkeiten angepriesen wurden, sind viele Menschen der Meinung, durch das Rauchen ihre Nahrungsaufnahme und damit ihr Körpergewicht regulieren zu können.

Ob und inwiefern ein Zusammenhang zwischen der Raucherentwöhnung und einer darauf folgenden Gewichtszunahme besteht, soll in dieser Arbeit geklärt werden. Zu Beginn werden die Auswirkungen des Nikotins auf die einzelnen Bereiche des Körpers näher erläutert, im Anschluss daran soll ein Überblick über die Einflüsse des Rauchens auf Körpergewichtsveränderungen sowie die möglicherweise dafür verantwortlichen Ursachen gewährt werden.

Die Wirkungen von Nikotin auf den Organismus

Unter den mehr als 3.800 Inhaltsstoffen von Tabak gilt Nikotin als die abhängig machende Substanz (4, S. 209): „Nikotin hat eine eindeutig suchterzeugende Wirkung, die denen anderer Rauschmittel wie Amphetaminen, Kokain oder Morphin gleichkommt." (4, S. 210)

Nikotin ist eine farblose alkalische Flüssigkeit, die gut löslich in Wasser, organischen Lösungsmitteln und Ölen ist. Beim Verbrennen von Tabak wird das Nikotin mit dem Rauch freigesetzt. Ein inhalierender Raucher absorbiert dabei sowohl über die Mundschleimhaut als auch über die Lunge bis zu 95% des im Rauch enthaltenen Nikotins. Es erreicht in nur sieben bis zehn Sekunden das Gehirn und überwindet leicht die Blut-Hirn-Schranke. (9, S. 36; 4, S. 209)

Unmittelbar nach Erreichen des zentralen Nervensystems setzen die Wirkungen des Nikotins ein, wozu im Besonderen Vasokonstriktion, Zunahme der Herzfrequenz, Blutdruckanstieg, Abnahme des Hautwiderstandes und Absinken der Hauttemperatur zählen. (9, S. 36)

Nikotin begünstigt weiter die Freisetzung von den Hormonen Adrenalin, Noradrenalin, Vasopressin und Endorphinen, was zu einer positiven Beeinflussung von Aufmerksamkeit, Gedächtnis und psychomotorischer Leistungsfähigkeit, Zunahme der Stresstoleranz und Abnahme der Aggressivität führt. Es stillt außerdem den Hunger und trägt damit zur Gewichtsverminderung bei. (16)

Die Nikotinwirkungen auf die einzelnen Bereiche des Körpers werden im Folgenden näher beschrieben.

Zentralnervensystem

„Die meisten Raucher sind sich einig, dass Rauchen ‚wach' macht (vor allem die ersten Zigaretten des Tages) und entspannt, besonders in Stresssituationen. Wahrscheinlich abhängig von der Ausgangslage wirkt Nikotin vorwiegend kortikal (stimulierend) oder beeinflusst vor allem das limbische System und hat dadurch einen sedierenden Effekt. Viele Raucher glauben, dass die Zigarette ihre Stimmung verbessert und die Konzentration steigert." (12, S. 26)

Verursacht wird diese positive Beeinflussung der Stimmungslage durch die erleichterte Freisetzung von Neurotransmittern wie Dopamin, Acetylcholin, Serotonin oder ß-Endorphin, was durch die Bindung des Nikotins an Nikotinrezeptoren im Gehirn erreicht wird. (12, S. 29)

Kardiovaskuläre Effekte

Nikotin bewirkt eine Vasokonstriktion, also ein Zusammenziehen der Gefäße, was zu kurzzeitiger Steigerung der Herzfrequenz, des Schlagvolumens, des koronaren Blutflusses sowie des Blutdrucks führt. (12, S. 27)

Hormonelle Effekte

Nikotin erhöht die Sekretion von Katecholaminen, Wachstumshormon, Kortisol und Prolaktin, die Östrogenspiegel dagegen werden gesenkt. (7)

Bei Frauen konnten ein verfrühtes Einsetzen der Menopause sowie ein erhöhtes Osteoporoserisiko, zurückzuführen auf die niedrigen Östrogenspiegel, beobachtet werden. (12, S. 27)

Metabolische Effekte

„Die Nikotinwirkung auf den Magen-Darm-Trakt wird durch Acetylcholin, Katecholamine und Peptidhormone verstärkt. Die Magensäuresekretion wird nicht regelmäßig angeregt, dennoch kann man von einer ulzerogenen, d.h. Geschwür erzeugenden Wirkung des Tabakrauchens ausgehen. Offensichtlich wird die Peristaltik des Darms angeregt und kann zu mehrmaligem Absetzen von Stuhl führen, oft ein Grund, warum Raucher nicht auf die Morgenzigarette verzichten wollen." (8, S. 82)

Im Fettstoffwechsel konnten durch das Rauchen bedingte erhöhte LDL-Werte, erniedrigte HDL-Werte sowie eine gesteigerte Lipolyse nachgewiesen werden. (12, S. 27)

Außerdem verfügen Raucher im Vergleich zu Nichtrauchern über erhöhte Triglyzeridkonzentrationen, die sich in Langzeitstudien jedoch nicht bestätigen ließen. (8, S. 179)

Auch die Insulinwirkung wird durch das Rauchen nachteilig beeinflusst. Nikotin steigert die Insulinresistenz sowohl an gesunden Personen als auch an nichtinsulinpflichtigen Diabetikern. (7; 8, S.183) „Raucher zeigen typische Zeichen eines Insulinresistenz-Syndroms." (8, S. 183)

Rauchen und Körpergewicht

In der Literatur finden sich zahlreiche Ansätze, welchen Einfluss das Rauchen auf das Körpergewicht hat. Es herrschen sehr unterschiedliche Meinungen vor, um wie viel, wenn überhaupt, das Gewicht nach der Raucherentwöhnung ansteigt und welcher Mechanismus dafür verantwortlich ist.

„Zahlreiche Raucher verlieren während des jahrelangen Rauchens aus verschiedenen Ursachen an Körpergewicht (Abnahme des Appetits, erhöhte Fettsäureoxidation, Verschlechterung der Insulinresistenz, erhöhte Insulin-Plasmaspiegel), wobei das Rauchen nicht als Anorektikum angesehen werden kann." (10) Umgekehrt kommt es durch den Rauchstopp zur Verbesserung der Insulinresistenz bei gleichzeitiger Gewichtszunahme. (10)

Aus einer Studie des Fritz-Lickint-Institutes für Nikotinforschung und Raucherentwöhnung in Erfurt geht hervor, dass die Gewichtsbeeinflussung durch das Rauchen bei Frauen stärker ausgeprägt ist als bei Männern. Laut selbiger Studie konsumieren Raucher die gleichen oder sogar höhere Mengen an Nahrungsmitteln als Nichtraucher, wobei sie aufgrund des erhöhten Energiestoffwechsels jedoch über ein niedrigeres Körpergewicht verfügen. Eine solche Gewichtsreduktion konnte allerdings erst nach einer 20 bis 30-jährigen Raucherkarriere festgestellt werden. (7)

Nikotinabhängigkeit und Kohlenhydratsucht

„Unter Kohlenhydratsucht wird ein starkes Verlangen nach Kohlenhydraten (craving for carbohydrates) verstanden. Dabei wird den Kohlenhydraten eine beruhigende, belebende und revitalisierende Wirkung auf die Stimmung zugeschrieben." (12, S. 45)

Eine österreichische Studie, in der das Rauchverhalten und die Ernährungsgewohnheiten der Bevölkerung untersucht wurden, kam zu dem Ergebnis, dass das Verlangen nach kohlenhydratreichen Speisen bei Rauchern stärker ausgeprägt ist als bei Nichtrauchern. Ein so genanntes „Craving" nach Kohlenhydraten konnte bei 37% der Raucher, jedoch nur bei 28% der Nichtraucher festgestellt werden. Mittel und stark nikotinabhängige Raucher haben dieses Verlangen nach Kohlenhydraten in Ärgersituationen stärker ausgeprägt als wenig oder nicht abhängige Raucher und fühlen sich nach dem Verzehr von Kohlenhydraten auch entspannter und leistungsfähiger. (13)

Eine genaue Analyse des Ernährungsverhaltens des Betroffenen scheint daher vor Beginn einer Raucherentwöhnung sinnvoll.

Raucherentwöhnung und Gewichtsveränderungen

Mit dem Rauchstopp kommt es laut oben genannter Studie des Fritz-Lickint-Institutes für Nikotinforschung und Raucherentwöhnung bei Frauen und Männern gleichermaßen zu einer Gewichtszunahme, deren Mechanismus bisher allerdings nicht vollständig geklärt werden konnte. Diese Erhöhungen des Körpergewichts wurden vor allem in den ersten Jahren des konsequenten Rauchstopps beobachtet, später waren die Zunahmen geringer. Die mittlere Gewichtszunahme lag ein Jahr nach der erfolgreichen Raucherentwöhnung bei 2,8 Kilogramm. (7)

Dies bestätigt auch eine Untersuchung des U.S. Department of Health and Human Services aus dem Jahre 1988: „Raucher wiegen weniger als Nichtraucher und die Rauchertherapie ist mit einer durchschnittlichen Gewichtszunahme von etwa 3 Kilogramm verbunden. Von denen, die aufhören, nehmen annähernd zwei Drittel an Gewicht zu, der Rest zeigt nur geringe Gewichtsschwankungen." (14)

Besonders prädestiniert für eine Gewichtszunahme nach der Raucherentwöhnung sind Frauen, die sich in der Perimenopause befinden und die in Stresssituationen zu einer erhöhten Nahrungsaufnahme neigen. (8, S. 349)

Wie aus Untersuchungen hervorgeht, dürfte sich die Verwendung von Nikotinpräparaten wie Kaugummi oder Nikotinpflaster im Zuge der Raucherentwöhnung positiv auf das Gewicht auswirken. So kam es bei Patienten, die ein Nikotinpräparat einsetzten, über einen Untersuchungszeitraum von drei Monaten, zu keiner oder einer sehr viel geringeren Gewichtszunahme als in einer Kontrollgruppe ohne Verwendung von Nikotinpräparaten. Zurückzuführen ist dies auf einen durch die Nikotingaben erhöhten Spiegel von Leptin, das als Sättigungshormon dient. (1; 7)

Mögliche Ursachen der Gewichtszunahme

„Raucher haben einen höheren Energieverbrauch, da Nikotin die Verbrennung ankurbelt. Folglich ist nach einer Nikotinentwöhnung der Energieumsatz des Körpers gedrosselt. Nikotin scheint auch einen direkten Effekt auf das Fettgewebe zu haben, so dass sich bei Nikotinentwöhnung und gleich bleibender Energiezufuhr leichter Körperfett ansammeln kann. Verhängnisvoll kommt hinzu, dass nach Nikotinentwöhnung der Appetit, insbesondere auf Süßes, gesteigert sein kann und mehr gegessen wird." (3)

Veränderte Ernährungsgewohnheiten nach dem Rauchverzicht, vor allem gesteigerte Aufnahme von Fett und/oder Zucker, werden auch durch weitere Studien bestätigt. (5) Allerdings konnte in nur zwei von sechs vorliegenden Untersuchungen eine Zunahme in der Gesamtenergiezufuhr nachgewiesen werden, jedoch kann nur dieser Umstand ein Ansteigen des Körpergewichtes erklären. (6; 11)

Demzufolge dürfte der Einfluss einer erhöhten Kalorienzufuhr durch gesteigerten Appetit eher gering sein. Folglich darf der Anteil des Metabolismus an der Gewichtszunahme nicht unterschätzt werden (vgl. Metabolische Effekte).

Unterstützende Maßnahmen zum Rauchverzicht

Bewegungsaktivität als Alternativverhalten

Körperliche Aktivität fördert die Regulierung des Körpergewichtes, zeigt eine stabilisierende Wirkung auf Stimmungsschwankungen, führt zu einer Erhöhung der Stressresistenz und kann somit optimal zu einer langfristigen Tabakabstinenz beitragen. (12; S. 74)

Bestätigt wird dies durch eine Studie über die unterstützende Wirkung von körperlicher Betätigung bei einem Raucherentwöhnungsprogramm, an der 20 gesunde Raucherinnen teilnahmen. Nach Ende des achtwöchigen Programms waren in der Gruppe mit zusätzlichem körperlichen Training, das dreimal pro Woche stattfand, 50% der Teilnehmerinnen vollkommen abstinent, in der Kontrollgruppe ohne physische Aktivität dagegen keine einzige. (2)

Diätetische Empfehlungen

Um einen langfristigen Erfolg der Raucherentwöhnung zu gewährleisten, ist es besonders wichtig, unerwünschte Gewichtszunahmen zu verhindern. Die Deutsche Gesellschaft für Ernährung (DGE) empfiehlt daher eine ausgewogene, in der Anfangsphase des Nikotinverzichts eventuell auch energiereduzierte Mischkost.

Folgende Punkte sollen dabei beachtet werden:

- Portionsgrößen zunächst reduzieren
- viel energiefreie bzw. energiearme Getränke wie Wasser, ungezuckerte Früchte- oder Kräutertees sowie verdünnte Fruchtsäfte zuführen, möglichst auch direkt vor den Mahlzeiten
- fettreiche Lebensmittel meiden
- reichlich Obst und Gemüse sowie Vollkornprodukte verzehren, um eine gute Sättigung zu erreichen
- auftretende Heißhungerattacken, die einst durch die Zigarette bekämpft wurden, durch die Aufnahme von Wasser, Obst/Gemüse oder fettarme Milchprodukte stillen (3)

Entspannungsmethoden

„Entspannungsmethoden eignen sich bei Rauchertherapien als ergänzende Maßnahme zur Bewältigung von Stresssituationen, sozialen Ängsten und anderen kritischen Situationen, in denen zur Zigarette gegriffen wurde. So kann in Stresssituationen mittels Entspannungsmethoden das Risiko eines Rückfalles vermindert werden und das allgemeine Stress- und Angstniveau gesenkt werden." (12, S. 75)

Conclusio

Grundsätzlich geht aus dieser Arbeit hervor, dass es im Zuge einer Raucherentwöhnung bei einem Großteil der Betroffenen obligat zu einer durchschnittlichen Zunahme des Körpergewichtes von rund drei Kilogramm kommt. Eine durchaus überraschende Erkenntnis ist, dass dafür weniger ein verändertes Ernährungsverhalten des Betroffenen als vielmehr komplexe Stoffwechselvorgänge im Körper verantwortlich sind. So haben langjährige Raucher etwa einen höheren Grundumsatz als Nichtraucher und wiegen daher trotz gleich bleibender oder sogar vermehrter Energiezufuhr weniger.

Diese Erkenntnisse sollen jedoch keinesfalls eine Ausrede darstellen, nicht mit dem Rauchen aufzuhören. Ganz im Gegenteil, ist Tabakabhängigkeit doch eine gefährliche Suchterkrankung, deren Folgen tagtäglich zahlreiche Todesopfer fordern.

Es ist daher einleuchtend, dass Rauchen nicht als geeignete Maßnahme zur Regulierung der Nahrungsaufnahme und des Körpergewichtes angesehen werden kann.

Um einer unerwünschten Gewichtszunahme so weit wie möglich entgegenzuwirken, ist es sinnvoll, bei einer Raucherentwöhnung einige Tipps zu beachten und bei Bedarf auch eine diätetische Beratung in Anspruch zu nehmen. Besonders unterstützend bei Nikotinverzicht wirkt sich auch zusätzliche körperliche Aktivität aus, die nicht nur die Regulierung des Körpergewichtes fördert, sondern auch einen positiven Einfluss auf Stimmungsschwankungen und Stressverhalten hat.

Literaturverzeichnis

(1) ABELIN et al.; 1989; Controlled trial of transdermal nicotine patch in tobacco withdrawal; Lancet in SCHOBERBERGER Rudolf, KUNZE Michael: Nikotinabhängigkeit – Diagnostik und Therapie; Springer-Verlag; Wien; 1999; Seite 73

(2) BESS et al.; 1991; Usefulness of physical exercise for maintaining smoking cessation in women in SCHOBERBERGER Rudolf, KUNZE Michael: Nikotinabhängigkeit – Diagnostik und Therapie; Springer-Verlag; Wien; 1999; Seite 74-75

(3) DEUTSCHE GESELLSCHAFT FÜR ERNÄHRUNG: www.dge.de; aufgerufen am 3.10.2007 um 20:13 Uhr

(4) GASTPAR Markus, MANN Karl, ROMMELSPACHER Hans: Lehrbuch der Suchterkrankungen; Georg Thieme Verlag; Stuttgart; 1999

(5) GRUNBERG NE; 1986; Nicotine as a psychoactive drug – appetite regulation in SCHOBERBERGER Rudolf, KUNZE Michael: Nikotinabhängigkeit – Diagnostik und Therapie; Springer-Verlag; Wien; 1999; Seite 73

(6) HATSUKAMI et al.; 1984; Tobacco withdrawal symptoms – an experimental analysis in SCHOBERBERGER Rudolf, KUNZE Michael: Nikotinabhängigkeit – Diagnostik und Therapie; Springer-Verlag; Wien; 1999; Seite 73

(7) HAUSTEIN Knut-Olaf: Rauchen und Körpergewicht – ein Kardinalproblem; 2003 in Deutsche Medizinische Wochenschrift; Georg Thieme Verlag; Stuttgart; 10/2003

(8) HAUSTEIN Knut-Olaf: Tabakabhängigkeit – Gesundheitliche Schäden durch das Rauchen; Deutscher Ärzte-Verlag; Köln; 2001

(9) HEINZ Andreas, BATRA Anil: Neurobiologie der Alkohol- und Nikotinabhängigkeit; W. Kohlhammer GmbH; Stuttgart; 2003

(10) PERKINS KA: Weight gain following smoking cessation; J Consult Clin Psychol; 1993 in HAUSTEIN Knut-Olaf: Tabakabhängigkeit – Gesundheitliche Schäden durch das Rauchen; Deutscher Ärzte-Verlag; Köln; 2001, Seite 348

(11) STANFORD et al.; 1986; Effects of smoking cessation on weight gain, metabolic rate, caloric consumption and blood lipids in SCHOBERBERGER

Rudolf, KUNZE Michael: Nikotinabhängigkeit – Diagnostik und Therapie; Springer-Verlag; Wien; 1999; Seite 73

(12) SCHOBERBERGER Rudolf, KUNZE Michael: Nikotinabhängigkeit – Diagnostik und Therapie; Springer-Verlag; Wien; 1999

(13) SCHOBERBERGER et al.; 1996 in SCHOBERBERGER Rudolf, KUNZE Michael: Nikotinabhängigkeit – Diagnostik und Therapie; Springer-Verlag; Wien; 1999; Seite 47

(14) U.S. DEPARTMENT OF HEALTH AND HUMAN SERVICES; 1988; The health consequences of smoking – Nicotine addiction; A Report oft the Surgeon General U.S. Government Printing Office, Washington DC in SCHOBERBERGER Rudolf, KUNZE Michael: Nikotinabhängigkeit – Diagnostik und Therapie; Springer-Verlag; Wien; 1999; Seite 73

(15) WORLD HEALTH ORGANIZATION: The European tobacco control report; World Health Organization; Copenhagen; 2007

(16) WISSENSCHAFTLICHER AKTIONSKREIS TABAKENTWÖHNUNG; 1992; Gesundheitsberatung zur Tabakentwöhnung; Ein Handbuch für Ärzte; Gustav Fischer, Stuttgart in SCHOBERBERGER Rudolf, KUNZE Michael: Nikotinabhängigkeit – Diagnostik und Therapie; Springer-Verlag; Wien; 1999; Seite 15

Autogenes Training in der Raucherentwöhnung – Kursleitermanual.
Autogenes Training, Fantasiereisen, Achtsamkeitsübungen für Erwachsene
von Susann Krumpen

Vorwort

„Mit dem Rauchen aufzuhören ist die einfachste Sache der Welt. Ich habe es schon 100 Mal ausprobiert." – Mark Twain

So oder ähnlich geht es wahrscheinlich den meisten Rauchern, und denen, die es schon einmal geschafft haben, aufzuhören. Die Schwierigkeit liegt jedoch darin, nicht wieder anzufangen und durchzuhalten.

In Deutschland rauchen etwa 28 % der erwachsenen Bevölkerung, ca. 18 Millionen Menschen. Davon versucht jährlich etwa ein Drittel, mit dem Rauchen aufzuhören. Meist leider vergebens und nicht von langer Dauer. Dieses Buch stellt eine von vielen Möglichkeiten der Raucherentwöhnung dar. Es bietet eine durch moderne Hilfsmittel unterstützte optimierte Hilfestellung für Raucher, die dauerhaft rauchfrei leben wollen und sich dafür professionelle Unterstützung wünschen. Dieses Buch zeigt einen möglichen Weg zur Raucherentwöhnung mithilfe der Anwendung des Autogenen Trainings/Heilhypnose.

Den in der Durchführung des Raucherentwöhnungsentspannungsprogramms interessierten Kursleitern wünsche ich, dass sie bei der Arbeit mit dem Buch viel Spaß, Erfolg und Freude finden werden und viele Raucher auf ihren Weg in ein rauchfreies Leben unterstützen können!

Susann Krumpen

Einleitung

Sie halten hier ein Buch in Ihren Händen, was aus meiner langjährigen, alltäglichen Arbeit als leitende Arzthelferin in einer Lungenfacharztpraxis und als Kursleiterin in Suchtberatungsstellen und an den Volkshochschulen entstanden ist.

Hier wird sehr eindrucksvoll geschildert, wie Sie Ihre Unterrichtsstunden gestalten können, ohne unter Zeitdruck zu geraten. Als ich das erste Mal vor einer Gruppe von Kursteilnehmern stand, war ich verständlicherweise mehr als aufgeregt. Dabei hatte ich doch gerade eine Ausbildung als Kursleiterin für das Rauchfrei Programm erfolgreich hinter mir gelassen. Die Frage stellte sich nun, wie ich wohl beginnen würde. Ich hatte mich wochenlang darauf vorbereitet. Seit einiger Zeit hatte ich mit der Leiterin einer Suchtberatung telefoniert, Termine abgesprochen. Dann war es endlich soweit. Das Lampenfieber hatte mich im festen (Würge-) Griff, ich zitterte vor Aufregung. Meine erste Kursstunde. Ich stand vor der Tür der Suchtberatung und klingelte. Nach einer ganzen Weile des Wartens machte mir ein Mann mittleren Alters die Tür auf und ließ mich herein. Er fragte nach meinem Namen und dem Grund meines Daseins. Ich gab ihm zur Antwort, dass ich die neue Kursleiterin für die Raucherentwöhnung sei. Ein Lächeln flog über sein Gesicht und er zeigte mir den Weg zur Leiterin der Einrichtung, die mit eiligen Schritten auf mich zu gestürmt kam und mich schon mit einem lautem „Hallo" empfang. Sie gab mir ihre Hand zur Begrüßung und meinte, dass ich alle Aufregung vergessen solle. Doch mein Lampenfieber wuchs. Mein Herz pochte so laut, dass ich Angst hatte, es könne jemand hören.

Dann war es endlich soweit. Wir gingen einen langen Flur entlang, bis wir vor einer offenen Tür standen. Die Teilnehmer/innen hatten sich gemütlich in einem großen, hellen Raum versammelt und saßen bereits auf den Matten, die an der Erde ausgebreitet waren. Sie redeten leise miteinander. Als sie unseres Anblickes gewahr wurden, verstummte das Gemurmel, Ruhe trat ein. Mein Herz pochte immer noch laut. Die Leiterin der Suchtberatung stellte mich kurz vor und überließ mich meinem Schicksal. Die Leute in dem Raum begrüßten mich ebenfalls mit einem lauten „Hallo!" sie riefen alle durcheinander. Es waren vier Frauen und acht Männer. Sie gehörten zu einer Gruppe der trockenen Anonymen Alkoholiker. Ich begrüßte jeden der Teilnehmer mit einem Handschlag und schlug für den Anfang eine Vorstellungsrunde vor. Jeder von ihnen sagte seinen Namen (oder Pseudonym) und erzählte eine (Leidens-) Geschichte. Ich stellte nun fest, dass mein Lampenfieber gänzlich verflogen war und die erste Kursstunde (und alle Weiteren) schneller vergingen, als mir eigentlich lieb gewesen ist.

Bis heute gebe ich das Autogene Training in der Raucherentwöhnung schon über viele Jahre. Die Kurse sind immer gut besucht und ich möchte Ihnen nachfolgend einmal schildern, was Sie beachten sollten und wie Sie Ihre Stunden möglicherweise gestalten können.

Weiterfolgend ein kleiner informativer Teil, der Sie als Kursleiter ein wenig „fit" machen soll.

Informatives zum Thema

Unsere Atmung – wie funktioniert sie eigentlich?

Zu den Atmungsorganen zählen alle Körperteile, die beim Ein- und Ausatmen von Luft durchströmt werden. Über die Nasenlöcher gelangt die Luft in die Nase und Nasenmuscheln und strömt dann weiter über den Rachen und am Kehlkopf vorbei die Luftröhre hinunter. Über die Bronchien gelangt sie schließlich in die Lunge. Beim Ausatmen nimmt die Luft dieselben Atemwege nur in umgekehrter Reihenfolge. Kein Mensch kümmert sich um diesen Vorgang, da das Atmen vom Atemzentrum im Gehirn eines jeden Menschen gesteuert wird.

Täglich atmen wir 20000 Mal ein und aus, das heißt 16 bis 20mal in jeder Minute. Dabei können bei jedem Atemzug zahlreiche winzige Staubpartikel und Tröpfchen, reizende Schadstoffe und mikroskopisch kleine Krankheitserreger (Bakterien, Pilze oder Viren) in die Atemwege gelangen.

Aus diesem Grund ist der Atemtrakt mit Schleimhaut ausgekleidet, was vor schädlichen Stoffen schützen soll. Diese Schleimhaut besteht aus kleinen, winzigen Flimmerhärchen, die durch ihre wellenartige Bewegung Schadstoffe wieder nach außen transportieren, zum Beispiel durch Husten. Zwischen den Flimmerhärchen sind sogenannte Becherzellen eingestreut, die sorgen für ausreichende Schleimbildung, die unsere Atmungsorgane zusätzlich schützen.

Wir wissen jetzt, dass jeder Mensch ca. 16 bis 20 Mal in der Minute atmet. Darauf ist er eingerichtet. Körperlich nicht aktive Menschen haben oft weniger Atemzüge in der Minute. Das Atemzentrum wird faul.

Deshalb ist Bewegung, gerade an frischer Luft besonders wichtig.

Mit dem Autogenen Training können Sie auch gezielt der Atmung wieder auf die Sprünge helfen, um sich künftiger frischer und kräftiger zu fühlen.

Dazu benutzen Sie die nachfolgende (Vorlese-) Version des Autogenen Trainings. Sie finden den Text in der dritten Kursstunde.

Was ist eigentlich drin, in (D)einer Zigarette?

Eine Zigarette (franz. für kleine Zigarre) ist ein Tabakprodukt, das aus den fermentierten, getrockneten und feingeschnittenen Blättern der Tabak-Pflanze hergestellt wird, die in Papier gestopft oder gerollt werden.

Die Zigarette enthält eine Vielzahl verschiedener Stoffe, die teils im Tabak vorhanden sind, teils bei der Zigarettenproduktion zugesetzt werden und teils bei der Verbrennung entstehen. Genaue Angaben sind fast unmöglich, da ja die Zusammensetzung der Umgebungsluft die Verbrennung beeinflusst.

Soviel ist jedoch sicher: im Rauch einer Zigarette sind mindestens 3500 chemische Verbindungen, von denen wiederum fast 40 als krebserregend identifiziert sind.

Nachfolgend möchte Ich Ihnen gerne die Wichtigsten Inhaltsstoffe aufzeigen:

Krebs (Kanzerogen) erregende Stoffe

Teer: Ein flüssiges Kohlenwasserstoffgemisch. Wird oft beschönigend als „Kondensat" bezeichnet. Wenn man täglich eine Schachtel Zigaretten raucht, nimmt die Lunge im Jahr etwa eine Tasse Teer auf. Teer verklebt die Flimmerhärchen in den Atemwegen und in der Lunge, so dass Fremdstoffe nicht mehr abgehustet werden können.

Wenn Sie Raucherhusten haben, sollten Sie sich also freuen. Hätte ein Raucher keinen Raucherhusten, würde der Teer die Lunge niemals verlassen können: Erstickungstod nach spätestens 2 Jahren. Teer wird unter Anderem im Straßenbau verwendet.

Hydrazin: (H_2N-NH_2) ist ein Reduktions- und Lösemittel. Im Gemisch mit Salpetersäure, flüssigem Sauerstoff und Wasserstoffperoxid dient es als Raketentreibstoff.

Schwermetalle: sind Metalle, die pro Kubikzentimeter mehr als 4,5 Gramm wiegen (z. B. Quecksil-ber). Sie sind alle sehr ungesund.

Nickel: (Ni) in reiner Form dient u.a. als Katalysator und beschleunigt chemische Prozesse.

Vinylchlorid: ($CH_2=CHCl$) ist ein Kunststoff, der als Lederaustausch, Säureschutzbekleidung, Verpackungsfolie etc. dient.

Benzol: (C_6H_6-Benzolring) ist der einfachste aromatische Kohlenwasserstoff und ein wichtiges Lösemittel, sowie ein Kraftstoffzusatz. Es ist das Ausgangsprodukt vieler Kunststoffe, Arzneimittel und Farbstoffe.

Krebs (Kanzogeren) – verdächtige Stoffe

Formaldehyd: (HCHO) ist ein stechend riechendes Gas, das sich leicht in Wasser zu Formalien (35–40prozentige Formaldehyd) auflöst. In dieser Form wird Formaldehyd zur Desinfektion zur Vernichtung von Bakterien und Viren verwendet.

Blei: (Pb) ist eines der Schwermetalle, die in der Zigarette enthalten sind.

Cadmiumchlorid: (CdCl2) absorbiert Schwefelwasserstoff und wird zum Beispiel im Druckwesen und beim Kopieren verwendet. Cadmiumchlorid fördert unter anderem Knochenerweichung.

Akrolein: der Grundstoff von Tränengas.

Giftige Stoffe

Nikotin: (C10H14N2) ist ein in der Tabakpflanze (auch in anderen Nachtschattengewächsen) hergestelltes Alkaloid (Gift), was auch synthetisch hergestellt werden kann. Nikotin dient den Pflanzen zur Abwehr von schädlichen Insekten, da es sehr giftig ist. Es wirkt auf das vegetative Nervensystem erst anregend, stimulierend, indem es Adrenalin, Dopamin und Serotonin freisetzt. Später kommt es zur Blutdrucksteigerung, die Gefäße verengen sich, das Herz beginnt schneller zu schlagen. Außerdem verringert sich die Temperatur der Haut, der Mensch schwitzt. Nikotin gilt als eines der stärksten Gifte überhaupt. Die inneren Organe werden durch das Gift immer mehr zerstört. Eine Überdosis Nikotin löst Krämpfe aus und lähmt das Atemzentrum im Gehirn. Es erreicht dieses schon 7 Sekunden nach der Einnahme.

Kohlenmonoxid: (CO) ist ein sehr giftiges, geruchloses Gas. Es entsteht beim Abbrennen der Zigarette. Kohlenmonoxid ist unter anderem auch Bestandteil des Motorauspuffgases. Es wird für chemische Synthese verwendet. Kein Filter kann es zurückhalten. Im menschlichen Körper verhindert es, dass genug Sauerstoff zu den inneren Organen transportiert wird. Die Blutkörperchen nehmen nur noch Kohlenmonoxid auf, weil es sich 235-mal so gut bindet wie Sauerstoff. Aber ohne Sauerstoff sterben alle menschlichen Organe ab. Die Anzeichen einer Vergiftung mit Kohlenstoffmonoxid sind die einer inneren Erstickung: Unregelmäßiges und erschwertes Atmen, bohrende Kopfschmerzen, Zusammenziehen der Kopfhaut, geistige Verwirrung, allgemeine Schwäche und Bewegungsstörungen (besonders in den Beinen), gerötetes Gesicht, Bewusstlosigkeit und Tod. Kohlenmonoxid ist zu 4% im Zigarettenrauch enthalten.

Acetaldehyd: (CH3CHO) ist eine farblose, betäubende Flüssigkeit, die in der Zigarette beim Verbrennen von Zucker entsteht. Die Mischung von Nikotin und Acetaldehyd erhöht die Suchtwirkung der Zigarette um das Doppelte.

Blausäure: (HCN) ist eine farblose, sehr giftige Flüssigkeit mit bittermandelähnlichem Geruch.

Und nicht zu vergessen...

Zucker: Zucker verstärkt die Wirkung des Nikotins, erhöht die Sucht machende Wirkung, und macht die Inhalation einfacher. Bei der Verbrennung entstehen Aldehyde, die Krebs auslösen und die Schleimhäute schädigen.

Kakao und Lakritz: wirken als Aromastoffe. Lakritz verringert zusätzlich das Kratzen im Hals beim Inhalieren.

Guarkernmehl und Johannisbrotkernmehl: halten die Tabakfasern in der Zigarette zusammen, so dass sie nicht herausrieseln.

Körperteile von Insekten/Tabakkäfer: denn der Tabak wächst gewöhnlich auf Feldern.

Der Inhaltsstoff jeder einzelnen Marke kann unter www.bmelv.de, der Homepage des Gesundheitsministeriums, nachgesehen werden.

Ein ganz anderer Gedanke – das liebe Geld

Keine Frage, Zigaretten kosten Geld und viele andere (unsinnige) Dinge sicher auch. Das möchte ich an dieser Stelle gar nicht abstreiten. Trotz Allem möchte ich einmal aufzeigen, was Ihnen so im Leben an „Bares" verloren geht, würden Sie keinen (schädlichen) Zigarettenkonsum bestreiten.

Nehmen wir einmal an, sie würden am Tag eine Schachtel Zigaretten kaufen und pro Schachtel im Schnitt 5,00 € ausgeben. Dann würden Sie vermutlich monatlich Ihren Geldbeutel um 150,00 Euro erleichtern und innerhalb eines Jahres bereits 1.800,00 Euro ausgegeben haben. Ein schönes Sümmchen.

Wer also auf eine 40jährige Rauchlaufzeit zurückblickt, dürfte dann eine stolze Summe von 72.000 Euro ausgegeben haben.

Hinweise zur Durchführung und Organisation des Kurses

Zielgruppe

Dieses Buch richtet sich an Kursleiter und Interessierte, die Raucher in ein rauchfreies Leben begleiten möchten, aber auch an Menschen, die eine geeignete Methode für sich suchen, mit dem Rauchen aufzuhören. Dazu wünsche ich Ihnen viel Erfolg!

Das Alter, Geschlecht und Bildungsniveau der Teilnehmenden spielt dabei keine wesentliche Rolle. Wichtig ist der Wille, das weitere Leben rauchfrei gestalten zu wollen.

Ärztlicher Rat ist vor dem Beginn des Kurses notwendig, wenn:

- Psychopharmaka eingenommen werden
- Anderweitig medikamentös behandelt wird
- Eine Schwangerschaft vorliegt
- Andere Suchterkrankungen bekannt sind.

Gruppengröße

Eine ideale Gruppengröße liegt bei etwa zehn bis maximal zwölf Teilnehmern. Die geplante Kursstunde sollte 60 Minuten nicht überschreiten, um die Aufmerksamkeit der Teilnehmer gewährleisten zu können.

Die Mindestzahl der Teilnehmer sollte sechs Personen nicht unterschreiten, denn wie Sie sich sicher denken können, sollen die Teilnehmer voneinander profitieren und sich gegenseitig unterstützen können.

Zeiteinteilung der jeweiligen Kursstunde

Um einen qualitativen Ablauf der Kursstunden zu gewährleisten, empfehle ich einen geplanten Zeitablauf in jeder Kursstunde einzuhalten. Dieser sollte maximal 60 Minuten betragen, wobei die letzten 15 Minuten dazu verwendet werden dürfen, um organisatorische Aspekte und aufkommende Fragen mit den Teilnehmern zu besprechen.

Das Autogene Training umfasst in der Kursstunde etwa 30 bis 45 Minuten. Der Kurs sollte insgesamt acht bis zehn Wochen nicht überschreiten. Für das ambulante Setting ist ein fester Termin in der Woche einzuplanen.

Doch bevor Sie beginnen, möchte ich gerne noch einige kurze Ausführungen zum eigentlichen Thema machen.

Geschichtlicher Hintergrund

Autogenes Training wurde in den 1920er Jahren von Johannes Heinrich Schultz (1884–1970), einem Berliner Arzt, als eine Technik der konzentrativen Selbstentspannung entwickelt. Den Hintergrund bildeten dabei seine Erfahrungen mit der Suggestions- und Hypnosebehandlung. Er wandte sich aber – ebenso wie vorher Sigmund Freud – von der Methode der Fremdsuggestion (Technik der Hypnose) ab, weil er vermutete, dass jeder Mensch zu Selbstsuggestion fähig ist.

Wichtig ist, dass diese Form der Selbstsuggestion nichts mit Einbildung oder Selbstbetrug zu tun hat, da die Effekte dieser Selbstsuggestion durch objektive (physiologische) Methoden nachgewiesen werden können.

Dies stellte sich schon bald nach der Entwicklung des Autogenen Trainings heraus. Dadurch und durch die Tatsache, dass es relativ leicht gelernt werden kann, fand das Autogene Training sehr schnell eine weite – auch internationale – Verbreitung.

Heute gilt das Autogene Training als eine grundlegende Methode für die begleitende Behandlung vieler psychosomatischer, körperlicher und psychischer Erkrankungen, für deren Prävention sowie für die allgemeine Gesundheitserziehung.

Der Begriff - Autogenes Training

Der Begriff des Autogenen Trainings ist aus den griechischen Worten „autos" (Selbst) und „-gen" (erzeugend, bildend; auch übend) abgeleitet. Durch den Begriff des Trainings wird betont, dass es – ebenso wie die meisten Sportarten – durch systematisches, regelmäßiges Üben gelernt werden kann und dass mit zunehmendem Training die Effekte und Erfolge zunehmen.

Körper und Psyche werden beim Autogenen Training durch die häufige Wiederholung auf die Übungen „eingestellt" und die Entspannungseffekte werden schneller erreicht. Ein längeres Absetzen des Autogenen Trainings – auch nach der erfolgreichen Teilnahme an einem Kurs – führt in der Regel (ebenso wie im Sport) zu einem Nachlassen der Effekte und Erfolge.

Wichtig ist dabei, dass man die Entspannungseffekte nicht erzwingen kann. In diesem Punkt unterscheidet sich das Autogene Training ganz erheblich vom Training in den meisten Sportarten, bei denen unter Umständen ein „eiserner Wille" mit zum Erfolg führen kann.

Entspannung erfordert eine gelassene Grundeinstellung ohne inneren und äußeren Leistungsdruck. Beim Lernen des Autogenen Trainings geht es vielmehr darum, den eigenen Körper reagieren zu lassen, die Effekte (zunächst langsam) „kommen zu lassen".

Dabei müssen Sie sich und ihrem Körper Zeit lassen und zunächst auch etwas Geduld üben. Die angenehmen Effekte des Autogenen Trainings treten mit der Zeit auf. Vertrauen Sie sich und Ihrem Körper – Lassen Sie sich Zeit. Schaffen Sie sich ggf. die Zeit, ohne sich selbst einen Leistungs- oder Zeitdruck aufzuladen.

Was ist Autogenes Training?

Autogenes Training ist eine Methode der Selbstentspannung, die auf der Erkenntnis beruht, dass durch die systematische und wiederholte Vorstellung sogenannter Formelsätze ein Zustand körperlicher Entspannung erreicht werden kann, der – nach einiger Übung – automatisch eine psychische Entspannung und Erholung nach sich zieht.

Damit kann das Autogene Training jedem helfen, sich schneller und gezielter in bestimmten Situationen (wie etwa Belastungssituationen) zu entspannen und Kräfte für die Situationsbewältigung zu sammeln.

Der Erholungseffekt des Autogenen Trainings wird aber auch allgemein (d.h. nicht nur in Belastungssituationen) als positiv erlebt und kann das Allgemeinbefinden auf die Dauer verbessern und stabilisieren.

Effekte – Autogenes Training

Durch Autogenes Training können folgende Effekte erreicht werden:
- Körperliche und psychische Erholung und Entspannung
- Selbstruhigstellung und Dämpfung negativer Affekte (etwa Ängste)
- Leistungssteigerung (Konzentrationsfähigkeit, Gedächtnisfertigkeiten)

- Selbstregulation eigentlich autonomer Körperfunktionen (z. B. Blutkreislauf)
- Schmerzdämpfung
- Erhöhte Selbstbestimmung
- Erhöhte Selbstkontrolle und Selbstkritik

Diese (und einige andere) Wirkungen des Autogenen Trainings wurden durch hunderte erfahrungswissenschaftliche Untersuchungen, die in den letzten 7 Jahrzehnten durchgeführt wurden, bestätigt. Sowohl für körperlich physiologische Variablen wie z. B.

- Pulsveränderungen
- Körpertemperaturänderungen
- Entspannung der Muskulatur
- Veränderungen im Hirnstrombild
- Allgemeines Wohlbefinden
- Emotionale Stabilität
- Selbstwertgefühl

liegen inzwischen Wirkungsnachweise für das Autogene Training vor. Seine Hauptanwendungsgebiete liegen dabei nicht nur in der begleitenden Behandlung psychosomatischer, psychischer und physischer Erkrankungen, sondern vor allem auch in der Rehabilitation nach einer Erkrankung sowie in der Prävention von Krankheiten und Fehlverhalten bei Stress und Überforderungen im Beruf, im Privatleben, in der Ausbildung, im Sport etc.

Die Übungen des Autogenen Trainings werden in einer bestimmten sitzenden, später – nach einiger Erfahrung – auch liegenden Körperhaltung durchgeführt. Grundgedanke der Methode ist, dass in einer möglichst günstigen Körperhaltung bei völligem Stillschweigen eine gedankliche (innerliche) Konzentration auf die Vorsatzformeln, die verschiedenen Aspekte der körperlichen und psychischen Entspannung ansprechen, stattfindet.

Wichtig ist, dass der Übende sich ganz auf sich selbst bezieht („nach innen wendet"), sich selbst ruhig die Formelsätze wiederholt vorsagt (inneres Sprechen) und innerlich vor Augen führt.

Autogenes Training: Körperhaltung

Ausgangspunkt der Übungen des Autogenen Trainings ist eine möglichst entspannte Körperhaltung, die aber zugleich auch in möglichst vielen Lebenssituationen (ohne damit allzu sehr aufzufallen) eingenommen werden kann.

Johannes Heinrich Schultz, der Begründer der Methode, hat sich die Standardstellung, die man beim Üben einnimmt, von den Droschkenkutschern im Berlin nach der Jahrhundertwende abgeschaut. In den Pausen zwischen zwei Fahrten erholten sich die Kutscher auf dem Kutschbock sitzend in einer ganz bestimmten, leicht gebeugten Körperhaltung, der sogenannten **Droschkenkutscherhaltung**.[49]

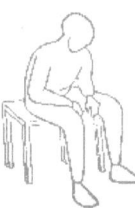

Bei der Anwendung des Autogenen Trainings sollte der Körper nicht durch unbequeme oder enge Kleidung belastet sein. Gegebenenfalls sollten Gürtel gelockert, Knöpfe und Reißverschlüsse (an Hose und Rock), die Krawatte, der Hemd-/Blusenknopf etc. etwas geöffnet werden, so dass die Atmung nicht beengt wird und die Sitz- oder Liegeposition möglichst bequem ist.

Körperhaltung im Liegen – Man legt sich flach auf den Rücken und benutzt kein Kopfkissen (allenfalls eine flache Stütze/ein kleines Kissen unter dem Genick). Die Arme liegen leicht nach außen angewinkelt neben dem Körper, ohne dass die Hände die Oberschenkel berühren. Die Beine sind locker gestreckt und leicht geöffnet, so dass die Fußspitzen nach außen fallen. Die Augen sind geschlossen.

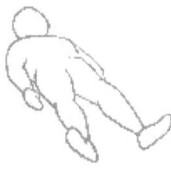

---

[49] „Von Frühlingserwachen bis Winterzauber" S. Krumpen ISBN-10: 3839172098 – 2010

Wenn Sie das Autogene Training als Einschlafhilfe benutzen wollen, führen Sie die Übung in dieser Haltung durch. Je nach Raumtemperatur ist man dabei zugedeckt oder nicht.

Auf die siebte Formel (siehe dazu Kapitel „Die 7 Grundübungen" – „7. Die Stirnübung") und das „Zurücknehmen" aus der Übung wird verzichtet.

Autogenes Training: Die 7 Grundübungen

Die Ruhe-/Schwere-Übung

versetzt den Körper und Geist in einen Ruhezustand und soll der Konzentration helfen. Typische Vorstellung:

„Ich bin ganz ruhig." „Die Gedanken kommen und gehen."

„Nichts kann mich stören." „Der rechte Arm ist schwer."

Dabei wird die Schwere eines Körperteils mit Entspannung gleichgesetzt. Auf neurophysiologischer Ebene findet sich hierbei ein verringerter muskulärer Tonus. Jede einzelne Übung wird durch das Zurücknehmen beschlossen: „Arme fest!", „Tief atmen!", „Augen auf!" (Auf die einzelnen Formeln nehme ich im Übungsteil des Manuals eingehend Bezug)

Die Wärme-Übung

führt zu einem Wärmegefühl in den Gliedmaßen (verbesserte Durchblutung). Typische Vorstellung:

„Die Arme und Beine sind warm." „ich bin ganz ruhig." und „Der rechte Arm ist warm."

Wissenschaftlich konnte eine Haut- und Körpererwärmung nach Durchführung der Wärmeübung festgestellt werden. Das Prickeln in den Extremitäten entspricht dabei der Erweiterung der Gefäße.

Die Atem-Übung

vertieft die Entspannung durch konzentriertes, ruhiges Ein- und Ausatmen. Typische Vorstellung:

„Die Atmung geht ruhig und gleichmäßig." „Es atmet mich." „Atmung ganz ruhig." „Atmung ganz ruhig und gleichmäßig."

Ziel ist es sich passiv gegenüber der Atmung zu verhalten, um so die Entspannung zu vertiefen. Auf physiologischer Ebene lässt sich beobachten, dass die Pausen zwischen dem Ein- und Ausatmen länger werden, das Einatmen und auch das Ausatmen länger dauern und sich dadurch die Atemfrequenz verringert.

Das erreicht man, indem der Kursleiter eingehend mit dem Übenden die Atemtechnik praktiziert und übt.

Dazu benutzen Sie die **Lippenbremse**, das heißt: Der Übende soll einatmen und mit gespitztem Mund wieder ausatmen. Achten Sie darauf, dass das Ausatmen wesentlich länger dauert. (Der Übende zählt in Gedanken dann bis 7, so dass eine lange Ausatemphase garantiert ist und ein Verhältnis 4 zu 7 entsteht.)

Diese Übung kann man als erfahrener Kursleiter am Anfang jeder einzelnen Kursstunde in einer **Achtsamkeitsübung** praktizieren.

Die Herz-Übung

(Konzentration auf den Herzschlag) beruhigt weiter. Als spezifische Formel für die Herzübung stehen zwei zur Auswahl:

„Das Herz schlägt ruhig und gleichmäßig." oder *„Das Herz schlägt ganz ruhig und kräftig."*

Hier soll gelernt werden, sich dem automatisierten Herzschlag passiv zu überlassen und so die Entspannung verstärken. Es soll nicht trainiert werden, das Herz langsamer schlagen zu lassen.

Die Sonnengeflechts-/Leibübung

Konzentration auf den Solarplexus und seine Durchblutung (Vertiefen der Entspannung). Typische Vorstellung:

„Das Sonnengeflecht ist strömend warm." „Der Laib ist strömend warm."

Das Sonnengeflecht soll entspannt werden. Zahlreichen Übenden fällt es schwer sich auf das Sonnengeflecht zu konzentrieren. Meine Empfehlung ist: Einigen Sie sich vorher mit den Übenden, welche Formel Sie benutzen möchten. Gerne können Sie auch aus folgenden Formeln auswählen:

„Der Bauch ist strömend warm." und *„Im Bauch wird es ganz warm."*

Während der Bauchübung nimmt die Magensäureproduktion zu und die Blutgefäße erweitern sich. Insgesamt kommt es zu einer Entspannung des Magen-Darm-Trakts.

Die Kopf-/Stirnübung

Konzentration auf eine „kühle Stirn" (dient dem Wachbleiben und Wiedererlangen von Konzentrationskraft, z.B. bei Müdigkeit). Hier lautet die Formel:

„Die Stirn ist angenehm kühl."

Die Stirnübung wird häufig als letzte Übung einer Trainingssitzung durchgeführt, die alle oben dargestellten Übungen nacheinander durchläuft.

Mit zunehmendem Training verstärkt sich die Wirkung der Übungen auf den ganzen Körper anstatt nur auf die Arme. Der erfahrene Kursleiter kann daher in kurzer Zeit eine tiefe Entspannung (bei vollem Bewusstsein) hervorrufen.

Die Formeln werden dabei nach persönlichem Geschmack angepasst und erweitert. Sie werden im Verlauf noch lesen, was genau damit gemeint ist. Insbesondere ist es mit Hilfe der „formelhaften Vorsatzbildungen" möglich, Aufträge an sich selbst und an den Übenden im Unbewussten zu verankern, die nach Abschluss der Übung nachwirken.

Der Übende soll zu Beginn der Sitzung eine bequeme Haltung einnehmen. Achten Sie als Kursleiter darauf, dass Sie während der Kursstunde möglichst ungestört üben können. Die Droschkenkutscherhaltung ist sehr angenehm, prinzipiell kann aber in jeder Haltung trainiert werden, in der die Muskeln vollkommen entspannt werden können. Sorgen Sie dafür, das leise Musik im Hintergrund spielt und dass der Übungsraum geheizt, und etwas abgedunkelt werden kann. Nichts ist Schlimmer, wenn Ihre Kursteilnehmer frieren.

Die Übungen bestehen aus kurzen formelhaften Sätzen, die Sie als Kursleiter wiederholt aufsagen und der Übende sich diese Formeln konzentriert mehrere Male im Geiste wiederholt. Lassen Sie zwischen den Sätzen so viel Pause, dass der Übende die Möglichkeit hat, sich die Sätze im Geiste noch einmal zu wiederholen, um sie sich einzuprägen. Das ist wichtig, um die Formeln zu verinnerlichen, damit der häusliche Erfolg nicht ausbleibt.

Das Zurücknehmen – die Grundformel

Ähnlich wie das Einnehmen der Körperhaltung vor einer AT-Übung ist auch die Beendigung der Übung in einer systematischen, standardisierten und bewussten Art und Weise vorzunehmen. Körper und Psyche müssen ja nach der Entspannung – ähnlich wie nach dem Schlafen – wieder auf den Wachzustand eingestellt, „wachgerüttelt" werden. Auf dieses Zurücknehmen wird nur dann verzichtet, wenn man das Autogene Training als Einschlafhilfe nutzt.

Damit das Zurücknehmen vom Körper im Laufe des Einführungskurses automatisiert werden kann, sollte man immer die gleiche Abfolge der folgenden Anweisungen einhalten:

1. Fäuste ballen! Arme fest anspannen!

Die Hände werden mehrmals zu Fäusten geballt und wieder geöffnet. Die Arme werden mehrmals kräftig gebeugt und gestreckt. Man richtet den Oberkörper auf.

2. Tief einatmen!

Es wird mehrmals tief und hörbar ein- und ausgeatmet.

3. Augen auf!

Die Augen werden geöffnet, ggf. leicht gerieben.

Der Ablauf des Zurücknehmens aus einer AT-Übung ist also sehr ähnlich zu dem Verhalten, das viele Menschen nach dem Erwachen zeigen. Andere Verhaltensweisen (wie etwa Kniebeugen oder andere kurze gymnastische Übungen) können natürlich nach einer Übung zusätzlich eingesetzt werden. Wichtig ist nur, dass dies in systematischer, bewusster Form nach jeder Übung gleichartig geschieht, so dass der Körper die Umstellung von der Entspannung auf den Wachzustand mit der Zeit automatisiert. Dieses Vorgehen empfiehlt sich übrigens auch Menschen, die morgens nach dem Erwachen „Anlaufschwierigkeiten" haben.

Denken sie an den Klang Ihrer Stimme.

Versuchen Sie Ihrer Stimme einen vollen, sanften Klang zu geben. Tiefe Stimmlagen sind dabei empfehlenswert. Reden Sie weich und fließend. Sie sollten klar und deutlich sprechen, nicht aber übertrieben ausformuliert. Vermeiden Sie es, zu Husten oder andere Geräusche zu machen, denn die Aufmerksamkeit der Teilnehmer ist ganz bei Ihrer Stimme.

Beachten Sie unbedingt, dass Sie langsam sprechen und viele lange Pausen zwischen den einzelnen Passagen machen. Gehen Sie dabei nicht nach Ihrem eigenen Maßstab vor. Für Sie mögen die Pausen viel zu lang sein, aber die Teilnehmer brauchen diese Pausen, um innere Bilder entwickeln zu können. Eine Faustregel besagt, dass der gerade gesagte Satz in Gedanken noch einmal wiederholt werden sollte, damit es die Teilnehmer verinnerlichen können.

Wichtig ist, dass Sie den Text gut kennen. Denken Sie sich immer in die Teilnehmer und Teilnehmerinnen hinein und versuchen Sie, die nötige Stimmung zu schaffen. Leise, passende Hintergrundmusik sollte Ihnen zum guten Gelingen Ihres Kurses helfen. Einigen Sie sich vor dem Kurs auf eine Form der persönlichen Anrede.

Eine kleine Übungsanmerkung und Zusammenfassung zur Durchführung des Autogenen Trainings:

Sie möchten mit dem Autogenen Training beginnen und ich möchte Ihnen einige Empfehlungen mit auf den Weg geben. Zunächst denken Sie bitte daran, dass der Raum groß genug sein soll, abgedunkelt werden kann und beheizbar ist. Das ist wichtig, um eine ruhige, angenehme Atmosphäre zu gewährleisten. Ihre Teilnehmenden sollten sich bequem setzen, oder legen können. Das Autogene Training beeinflusst unser vegetatives Nervensystem, beginnen Sie mit der Ruheformel:

„Ich bin ganz ruhig"

Die Nerven entspannen sich, die Atmung wird bei den Teilnehmern gleichmäßiger und harmonischer. Denn im Alltag, besonders unter Stresssituationen atmen wir flach und ungleichmäßig. Die Lungen werden nicht genug belüftet, der Körper nicht ausreichend mit Sauerstoff versorgt. Benutzen Sie eine Formel wie:

„Es atmet mich" oder *„Der Atem geht ruhig und gleichmäßig."*

Die erste Kursstunde

Natürlich darf ich davon ausgehen, dass Sie als Kursleiter/in eine Ausbildung im Gesundheits-/Therapiebereich nachweisen können. Denn nur so kann der gesamte Kurs qualitativ abgesichert sein.

Das Sie möglicherweise Lampenfieber vor der ersten Kursstunde haben, ist völlig normal. Bringen Sie Einfühlungsvermögen, Empathie, Geduld, Durchsetzungsvermögen und Toleranz mit in Ihren Kurs. So können Sie möglicherweise Sympathie und Erfolg für sich verbuchen. Informieren Sie sich vorher ausreichend rund um das Thema. Ansprechpartner und Adressen finden Sie am Ende dieses Buches.

Durchführung des Autogenen Trainings

In diesem Kapitel wird die Durchführung des Autogenen Trainings dargestellt. Der konkrete Ablauf einer jeden Kursstunde wird detailliert beschrieben. Das soll Ihnen, als Kursleiter helfen, den zeitlichen Überblick zu behalten und Ihr Lampenfieber im Zaum zu halten. Ich habe mich anfangs sehr schwer getan. War ziemlich aufgeregt und nahm an, dass ich den vorgegebenen Zeitplan nie einhalten würde. Wochenlang hatte ich für die erste Kursstunde zuhause geprobt.

Zu meinem Erstaunen reichte in der ersten Kursstunde die Zeit nicht einmal aus, um dass, was ich geplant hatte, an den Mann (oder an die Frau) zu bringen. Sie werden sehen, autogenes Training zu unterrichten, ist wesentlich leichter, als Sie denken.

Die erste Kursstunde – das Kennenlernen

Für einen erfolgreichen Kurs ist es wichtig, dass Sie in der ersten Kursstunde eine positive Beziehung zu den Teilnehmern aufbauen. Lampenfieber ist völlig normal. Die Teilnehmer sind zu Beginn der ersten Kursstunde auch häufig noch angespannt, unsicher, vielleicht auch etwas skeptisch, aber auch neugierig und interessiert. Versuchen Sie dies zu berücksichtigen.

Der aktive Part liegt zuerst bei Ihnen. Selbstverständlich sollte im Vorfeld geklärt werden, welche Dinge Ihre Kursteilnehmer mitbringen sollten. Wenn Sie unter einem Bildungsträger, wie etwa der Volkshochschule, unterrichten möchten, dann brauchen Sie sich weniger Gedanken zu machen. Sollten Sie aber selbstständig arbeiten (zum Beispiel in einer eigenen Praxis) dann beachten Sie bitte, das Ihre Kursteilnehmer möglichst bequeme Kleidung, ein kleines Kissen, Wollsocken und möglicherweise eine Decke zum Kurs mit bringen. Matten sollten gestellt werden.

Sicher haben Sie in der letzten Zeit daran gedacht, wie Sie Ihre erste Kursstunde gestalten werden. Ich möchte Ihnen nun Beispiele aus meiner langjährigen Berufspraxis schildern, um Ihnen den Einstieg in das Kursprogramm des Autogenen Trainings zu erleichtern.

Ziele der 1. Kursstunde – Kennenlernen, Vorstellung des Kurses

- Vorstellungsrunde,
- Aufbau von Motivation und Vertrauen zum Kursleiter und untereinander,
- Organisatorisches besprechen (Modalitäten)
- Achtsamkeits- und Schwereübung

Materialien und Medien

- CD-Player, Musik-CD
- Matten für jeden Teilnehmer
- Knierollen (wenn möglich)
- Teilnehmerliste, Kugelschreiber, Terminlisten (für jeden Teilnehmer ein Blatt)
- Pezzibälle (nicht zwingend notwendig)

Kommen die ersten Teilnehmer, so begrüßen Sie diese herzlich mit einem Handschlag. Wenn die Teilnehmerzahl vollständig ist, können Sie mit ihrem Kurs beginnen. Wenn Sie Pezzibälle zur Verfügung haben, lassen Sie die Teilnehmer darauf sitzen, bilden damit einen Kreis. Begrüßen Sie alle Teilnehmer und schlagen Sie eine Vorstellungsrunde vor. Stellen Sie sich bitte zuerst vor, das nimmt den Teilnehmern Ihre Angst und Hemmung. Lassen Sie Ihre Teilnehmer wissen, dass Sie sich freuen. Bleiben Sie empathisch.

Ich möchte Sie ganz herzlich als Teilnehmer des Kurses Autogenes Training begrüßen...

Ich freue mich, dass Sie gekommen sind...

Ich möchte mich zunächst vorstellen, mein Name ist...

Ich kann mir vorstellen, dass Sie gespannt sind, was hier auf Sie zukommt. Das erste Mal vor einer neuen Gruppe zu sein, kann Unsicherheit und Lampenfieber mit sich bringen. Aber keine Angst. Sie schaffen das. Ich bin da voller Zuversicht. Schließlich schreibe ich für Sie das Manual und stand selbst einmal das erste Mal vor einer Gruppe von Menschen, die mich erwartungsvoll musterte. Sie bieten Ihren Kursteilnehmern Ihre Erfahrung, Ihr Fachwissen und Ihre Kompetenz an. Das sollten Sie bedenken.

Dann besprechen Sie mit den Teilnehmern den gesamten Ablauf des Kurses. Hilfreich ist es, wenn Sie sich im Vorfeld eine Liste aller Termine, einschließlich Ort der Veranstaltung und geplante Uhrzeit angefertigt haben. Die Konditionen und Ihre Telefonnummer dürfen auf keinen Fall fehlen.

Besprechen Sie im Vorfeld die Liquidation (sofern Sie nicht an einen Bildungsträger angeschlossen sind).

Dieser Teil der Kursstunde umfasst je nach Teilnehmerzahl etwa **20 Minuten**.

Dann bitten Sie die Teilnehmer, sich auf die Matten zu legen. Ermuntern Sie sie, es sich möglichst bequem zu machen. Legen Sie leise Musik ein. Dann kann es auch schon losgehen.

Beginnen Sie mit einer Achtsamkeitsübung

Sie werden sich sicher fragen, wozu man solche Übungen braucht? Denken Sie als Kursleiter bitte daran, dass die Menschen, die Ihren Kurs besuchen, aus verschiedenen Situationen heraus zu Ihnen kommen. Vielleicht stand einer Ihrer Kursteilnehmer gerade im Stau? Ein Anderer hatte Stress in der Arbeit, oder wiederum könnte vielleicht jemand dabei sein, der gerade dem Ärger zu Hause entflohen ist. Sie sehen, die Situationen können wahrlich sehr unterschiedlich sein. Und es ist nur allzu verständlich, wenn dann noch nicht sofort zur Entspannung übergegangen werden kann.

Meine berufliche Erfahrung hat gezeigt, dass auch spezielle Lockerungsübungen und Achtsamkeitsübungen hier sehr hilfreich sein können, um erst mal „runterzukommen."

Der Raum soll möglichst warm und gut zu lüften sein, daran sollten Sie als Kursleiter im Vorfeld denken. Lassen Sie bitte auch die Handys ausschalten, damit der Kurs nicht durch unnötige Geräusche gestört wird.

Nachfolgend der Text für Sie zum Vorlesen. Achten Sie bitte darauf, dass sich Ihre Stimme am Ende des Satzes senkt. Machen Sie Pausen zwischen den Sätzen. Als sehr hilfreich hat es sich erwiesen, den gerade gesagten Satz in Gedanken noch einmal zu wiederholen, bevor Sie weiter fortfahren.

(Einigen Sie sich vorher, welche Anrede Sie benutzen möchten.)

Sie können Ihre Augen jetzt schließen und achten auf Ihren Körper (Pause) ... wo er mit irgendwas in Berührung kommt. (Pause) ...

Diese Übung können Sie im Sitzen, im Stehen und im Liegen machen. (Pause) ...

Machen Sie es sich sehr bequem, so, wie es Ihnen jetzt möglich ist (Pause) ... achten Sie einmal darauf, wo Ihr Körper etwas berührt (Pause) ... die Unterlage (Pause) ...den Boden (Pause) ... den Stuhl (Pause) ... fühlen Sie einmal genau dorthin (Pause) ...

Und nun achten Sie einmal auf Ihren Atem (Pause) ... wie der Brustkorb sich bewegt (Pause) ... wie er sich hebt und wieder senkt (Pause) ... beim Atmen

Wie die Bauchdecke sich bewegt (Pause) ... und wenn Sie genau auf sich achten (Pause) ... bewegen sich die Nasenflügel ein wenig (Pause) ... fühlen Sie einmal genau dorthin (Pause) ...

Und kommen Sie nun allmählich wieder zurück (Pause) ... achten Sie wieder auf Ihren Körper (Pause) ...

Wo der Körper Kontakt hat (Pause) ...

Mit der Unterlage (Pause) ... mit dem Boden (Pause) ... mit dem Stuhl (Pause) ... fühlen Sie noch einmal dorthin (Pause) ...

Sie können Ihre Augen wieder langsam aufmachen (Pause) ... und befinden sich im Hier und Jetzt.

Diese Übung sollte etwa **5 bis maximal 10 Minuten** in Anspruch nehmen. Nun können Sie dazu übergehen, mit dem Autogenen Training zu beginnen.

Autogenes Training – Schwereübung

Entspannte Muskeln führen zu einem Gefühl der Schwere. Das weiß jeder, der einmal ein müdes oder schlafendes Kind getragen hat.

Im ersten Formelvorsatz des Autogenen Trainings wird dieses Schweregefühl, das ja mit einer tatsächlichen Entspannung der Muskulatur verbunden ist, gezielt angesprochen. Man geht dabei – weil es so am leichtesten fällt – zunächst vom dominanten Arm, dessen Muskulatur geübter ist, aus.

Sprechen Sie langsam. Machen Sie Pausen zwischen den einzelnen Sätzen.

*Der **rechte Arm** wird ganz schwer... Pause...*
Der rechte Arm wird ganz schwer... Pause...
Der rechte Arm wird ganz schwer... Pause...
Der rechte Arm wird ganz schwer... Pause...
Der rechte Arm wird ganz schwer... Pause...

Ich bin ganz ruhig.

*Der **rechte Arm** ist ganz schwer... Pause...*
Der rechte Arm ist ganz schwer... Pause...
Der rechte Arm ist ganz schwer... Pause...
Der rechte Arm ist ganz schwer... Pause...
Der rechte Arm ist ganz schwer... Pause...

Ich bin ganz ruhig

*Der **linke Arm** wird ganz schwer... Pause...*
Der linke Arm wird ganz schwer... Pause...
Der linke Arm wird ganz schwer... Pause...
Der linke Arm wird ganz schwer... Pause...
Der linke Arm wird ganz schwer... Pause...

Ich bin ganz ruhig

*Der **linke Arm** ist ganz schwer... Pause...*
Der linke Arm ist ganz schwer... Pause...
Der linke Arm ist ganz schwer... Pause...
Der linke Arm ist ganz schwer... Pause...
Der linke Arm ist ganz schwer... Pause...

Ich bin ganz ruhig

*Das **rechte Bein** wird ganz schwer... Pause...*
Das rechte Bein wird ganz schwer... Pause...
Das rechte Bein wird ganz schwer... Pause...
Das rechte Bein wird ganz schwer... Pause...
Das rechte Bein wird ganz schwer... Pause...

Ich bin ganz ruhig

*Das **rechte Bein** ist ganz schwer... Pause...*
Das rechte Bein ist ganz schwer... Pause...
Das rechte Bein ist ganz schwer... Pause...
Das rechte Bein ist ganz schwer... Pause...
Das rechte Bein ist ganz schwer... Pause...

Ich bin ganz ruhig

*Das **linke Bein** wird ganz schwer... Pause...*
Das linke Bein wird ganz schwer... Pause...
Das linke Bein wird ganz schwer... Pause...
Das linke Bein wird ganz schwer... Pause...
Das linke Bein wird ganz schwer... Pause...

Ich bin ganz ruhig

*Das **linke Bein** ist ganz schwer... Pause...*
Das linke Bein ist ganz schwer... Pause...
Das linke Bein ist ganz schwer... Pause...
Das linke Bein ist ganz schwer... Pause...
Das linke Bein ist ganz schwer... Pause...

Ich bin ganz ruhig

***Arme und Beine** werden ganz schwer... Pause...*
Arme und Beine werden ganz schwer... Pause...
Arme und Beine werden ganz schwer... Pause...
Arme und Beine werden ganz schwer... Pause...
Arme und Beine werden ganz schwer... Pause...

Ich bin ganz ruhig

***Arme und Beine** sind ganz schwer... Pause...*
Arme und Beine sind ganz schwer... Pause...

Arme und Beine sind ganz schwer... Pause...
Arme und Beine sind ganz schwer... Pause...
Arme und Beine sind ganz schwer... Pause...

Ich bin ganz ruhig.

*Der **ganze Laib** wird schwer, ganz schwer... Pause*
Der ganze Laib wird schwer, ganz schwer... Pause
Der ganze Laib wird schwer, ganz schwer... Pause
Der ganze Laib wird schwer, ganz schwer... Pause
Der ganze Laib wird schwer, ganz schwer... Pause

Ich bin ganz ruhig.

*Der **ganze Laib** ist schwer, ganz schwer... Pause*
Der ganze Laib ist schwer, ganz schwer... Pause
Der ganze Laib ist schwer, ganz schwer... Pause
Der ganze Laib ist schwer, ganz schwer... Pause
Der ganze Laib ist schwer, ganz schwer... Pause

Ich nehme jetzt zurück!
Ich nehme jetzt zurück!

Arme fest anspannen!
Arme fest anspannen!

Tief einatmen!
Tief einatmen!

Augen wieder auf!

Lassen Sie die Musik noch ein wenig ausklingen und geben Sie den Teilnehmern Raum und Zeit sich wieder im Hier und Jetzt einzufinden. Benutzen sie dazu folgende mögliche Formel:

„Mach deine Hände zu Fäusten, beweg deine Finger ein wenig. Nimm beide Hände weit über deinen Kopf, streck dich richtig aus, wie du es früh beim Aufwachen auch tun würdest. Tief Einatmen und langsam wieder Ausatmen. Komm langsam wieder in das Hier und Jetzt. Öffne dann langsam wieder deine Augen"

Das Ende Ihrer Kursstunde.

Anmerkung:

Im oben stehenden Text habe ich ganz bewusst die Anrede in der „Du-Form" gewählt, weil es sich in der Praxis gezeigt hat, dass die Teilnehmer so besser in die Entspannung kommen.

Dieser Abschnitt der Kursstunde dauert etwa **35 Minuten**. Sie bitten alle Teilnehmer, sich wieder langsam aufzurichten, lassen sich ein Feedback geben, indem sie einzeln nach ihrem Befinden abfragen.

Versuchen Sie, die Teilnehmer mit Namen anzusprechen. Das schafft eine vertrauensvolle Atmosphäre. Bleiben Sie empathisch. Dann bedanken Sie sich für die Teilnahme, wünschen einen schönen Abend und nehmen kurz Bezug auf die nächste Kursstunde.

„Abschließend möchte ich noch auf die folgende Kursstunde hinweisen. Diese findet am... um... statt."

„Ich bedanke mich recht herzlich für Ihre Teilnahme und Aufmerksamkeit, wünsche Ihnen einen schönen Abend. Kommen Sie gut nachhause."

Zeigen Sie, dass Sie erfreut sind (auch wenn es Ihnen schwer fällt, weil Sie möglicherweise einen anstrengenden Tag hinter sich hatten). Bitten Sie die Teilnehmer, mit Ihnen gemeinsam die Matten wieder weg zu räumen. Verabschieden Sie sich mit einem Handschlag. Dieser Teil der Kursstunde umfasst 15 Minuten.

Sie sehen, dass der **gesamte Kurs einen Zeitrahmen von fast 80 Minuten** braucht, wenn Sie alle Module des Trainings berücksichtigen. Selbstverständlich können Sie die einzelnen Abende auch kürzer gestalten. Von einer zeitlichen Verlängerung ist im Allgemeinen abzuraten. Wenn Sie mögen, können Sie Ihren Kursteilnehmern ein Übungsblatt mit den Formeln mit nach Hause geben. Meine Erfahrung hat allerdings gezeigt, dass es im Wesentlichen wenig Sinn macht, weil die Kursteilnehmer sich ganz auf den Kursleiter verlassen.

Die zweite Kursstunde – Stärkung der Gruppe

Wie Sie sicher vermuten, begrüßen Sie auch zur zweiten Kursstunde wieder Ihre Teilnehmer. Mit einem Handschlag. Zeigen Sie ihnen, dass Sie erfreut über das Kommen sind. Geben Sie einen kurzen Überblick, was sie in der bevorstehenden Stunde erwartet. Dieses „Eröffnungszeremoniell" sollten Sie sich ruhig für alle folgenden Kursstunden angewöhnen. Sprechen Sie kurz über eine Bereitschaft zur Schweigepflicht. Denn es kann sein, das einige Teilnehmer über Krankheiten, oder familiäre Dinge sprechen, die in diesem Kurs bleiben sollten. Es genügt völlig, wenn Sie folgenden Satz formulieren:

„Ich möchte darauf aufmerksam machen, dass Alles was hier besprochen wird, in diesem Raum bleibt."

Eine Garantie bekommen Sie freilich nicht. Aber so ein Satz hat in meinen Kursen immer sehr geholfen, dass über viele persönliche Angelegenheiten diskret gesprochen wurde. Alternativ können Sie gerne anbieten, dass Sie sich als Kursleiter nach der Kursstunde noch ein paar Minuten Zeit für ein persönliches Gespräch nehmen. Ich habe das zumindest immer praktiziert und dadurch erreicht, dass viele meiner Kursteilnehmer einen weiteren Kurs besucht haben.

Ziele der 2. Kursstunde

- Stärkung des Gruppenzusammenhaltes
- Aufbau von Motivation und Vertrauen zum Kursleiter und untereinander
- Atem- und Schwereübung

Materialien und Medien

- CD-Player, Musik-CD
- Matten für jeden Teilnehmer
- Knierollen (wenn möglich)

Beginnen Sie mit einer Atemübung

Beginnen Sie mit einer einfachen Atemübung. Jeder Teilnehmer sollte sich möglichst bequem auf seine Matte legen. Die Augen können offen, oder aber auch geschlossen sein. Ermuntern Sie die Teilnehmer, ihre Hände flach auf den Bauch aufzulegen. So, dass sie spüren können, wenn sie Ein- und Ausatmen.

Hier der Text zum Vorlesen:

Legen Sie sich bequem auf Ihre Unterlage... Pause...
Machen Sie es sich so bequem, wie es Ihnen heute möglich ist... Pause...
Schließen Sie langsam Ihre Augen... Pause...

Legen Sie Ihre Hände sanft auf Ihren Bauch... Pause...

Achten Sie auf Ihren Körper... Pause...

Wo er mit irgendwas Kontakt hat... Pause...

Mit der Unterlage, mit dem Boden... Pause...

Achten Sie nun auf Ihren Atem... Pause...

Atmen Sie langsam und tief durch Ihre Nase ein... Pause...

Und wieder aus... Pause...

Fühlen Sie ganz genau den Unterschied zwischen Ein- und Ausatmung... Pause...

Fühlen Sie es?...Pause...

Atmen Sie wieder ganz tief in Ihren Bauch hinein, so dass Ihr Bauch immer größer und größer wird... Pause...

Und nun atmen Sie langsam wieder aus, zählen sie dabei in Gedanken bis 7... Pause...

Atmen Sie wieder langsam ein, zählen Sie beim Einatmen bis 4... Pause...

Und nun atmen Sie wieder aus, zählen langsam bis 7... Pause...

Wenn Sie ganz genau auf sich achten... Pause...

Bewegen sich die Nasenflügel ein wenig... Pause...

Beim Atmen... Pause...

Atmen Sie noch einmal tief ein, zählen Sie in Gedanken bis 4... Pause...

Und nun atmen Sie wieder aus, zählen Sie in Gedanken bis 7... Pause...

Sie werden ruhiger... Pause...

Ihre Atmung wird nun immer gleichmäßiger... Pause...

Sie achten wieder auf Ihren Körper... Pause...

Wo Ihr Körper etwas berührt... Pause...

Die Unterlage, den Boden... Pause...

Und befinden Sich im Hier und Jetzt... Pause...

Dieser Teil der Kursstunde beträgt etwa **5 bis maximal 10 Minuten**.

Lassen Sie sich von jedem Ihrer Kursteilnehmer ein Feedback geben. Das ist wichtig, um den Gruppenzusammenhalt zu stärken.

Autogenes Training – Schwereübung

Dann können sie zum Übungsteil des autogenen Trainings übergehen. In der zweiten Kursstunde üben Sie mit Ihren Teilnehmern noch einmal die Schwereübung aus der ersten Kursstunde (s.o.).

Dieser Teil der Kursstunde dauert etwa **45 Minuten**.

Diese Formeln können die Teilnehmer auch zu Hause üben. Erklären Sie Ihnen, dass in den folgenden Abenden die Wärmeübung und die X Formel hinzukommen werden. Erläutern Sie den Gebrauch der Formeln für die nächste Kursstunde.

Am Ende der gesamten Kursstunden haben Ihre Teilnehmer das fertige Konzept für zu Hause, was Sie Ihnen aus Ihrer kompetenten Erfahrung heraus mitgeben können.

Die 3. Kursstunde – Aufbau von Motivation

Ziele der 3. Kursstunde

- Stärkung des Gruppenzusammenhaltes
- Aufbau von Motivation und Vertrauen zum Kursleiter und untereinander
- Übung der Schwere- und Wärmeübung
- Die X Formel

Materialien und Medien

- CD-Player, Musik-CD
- Matten für jeden Teilnehmer
- Knierollen (wenn möglich)
- Pezzibälle

Nach einer kurzen Begrüßung durch den Kursleiter werden die Erfahrungen seit der letzten Kursstunde besprochen. Dazu können die Kursteilnehmer auf den Pezzibällen sitzen. Jeder Teilnehmer sollte hierbei zu Wort kommen, damit er sich von Ihnen angesprochen und wahrgenommen fühlt. Das kann eine gute Erfahrung für die gesamte Gruppe sein und trägt wesentlich zum Gruppenzusammenhalt bei. Auftauchende Fragen beantworten Sie kurz.

Kommen Sie nun zu einer Übung, bei der die Teilnehmer auf den Pezzibällen sitzen bleiben können.

Übung mit Pezzibällen

(Wichtig vor jeder Übung: Stabile Sitzhaltung einnehmen und eine Grundspannung aufbauen, die Übung 3 Mal auf jeder Seite durchführen)

Formulieren sie folgenden Übungstext:

„Setzen Sie sich gerade auf den Ball, strecken Sie ein Bein nach vorne aus – die Fußspitzen dabei anziehen." „Jetzt wechseln Sie das Bein"

„Setzen Sie sich auf den Ball und stellen Sie die Füße fest auf den Boden ab. Heben Sie die linke Hand zum Hals. Dehnen Sie mit der linken Hand den Kopf sanft zur Seite. Position etwa 10 Sekunden halten Dann wechseln sie zur anderen Seite. „

„Entspannung: Setzen Sie sich auf den Ball, beugen Sie sich vorne über, die Hände dabei auf die Füße legen – Ausatmen"

Die Übungen dienen zur Einleitung der dritten Kursstunde und dauern **5 bis 10 Minuten**.

Autogenes Training – Schwere- und Wärmeübung und die X Formel

Gehen Sie nun zum Autogenen Training über, geben Sie die Formeln für zu Hause vor, indem Sie folgenden Einleitungssatz benutzen:

„Ich beginne jetzt mit dem autogenen Training und spreche Ihnen die Formeln vor, die Sie für zu Hause zum Üben benötigen. Bitte sprechen Sie die Formeln langsam in Gedanken einmal nach, damit Sie sie verinnerlichen können."

Den Text der dritten Kursstunde können Sie nun als Konzept für alle weiteren, möglichen Kursstunden benutzen.

Geben Sie den Teilnehmern das Signal für den Beginn des Autogenen Trainings (Nach der üblichen Begrüßung). Benutzen Sie die nachfolgende mögliche Formel:

„Sie können sich jetzt bequem auf Ihre Unterlage legen, überprüfen Sie noch einmal Ihre Körperhaltung... Pause...Nun bewegen Sie ruhig den Kopf und die Schultern ein wenig hin und her, bis Sie das Gefühl haben, ganz entspannt auf Ihrer Unterlage zu liegen."

„*Ich beginne jetzt mit dem Autogenen Training, schließen Sie bitte Ihre Augen.*"

Hier Ihr Text zum Vorlesen:

Sprechen Sie langsam. Machen Sie Pausen zwischen den einzelnen Sätzen.

*Der **rechte Arm** wird ganz schwer... Pause...*
Der rechte Arm wird ganz schwer... Pause...
Der rechte Arm wird ganz schwer... Pause...
Der rechte Arm wird ganz schwer... Pause...
Der rechte Arm wird ganz schwer... Pause...

Ich bin ganz ruhig.

*Der **rechte Arm** ist ganz schwer... Pause...*
Der rechte Arm ist ganz schwer... Pause...
Der rechte Arm ist ganz schwer... Pause...
Der rechte Arm ist ganz schwer... Pause...
Der rechte Arm ist ganz schwer... Pause...

Ich bin ganz ruhig.

*Der **linke Arm** wird ganz schwer... Pause...*
Der linke Arm wird ganz schwer... Pause...
Der linke Arm wird ganz schwer... Pause...
Der linke Arm wird ganz schwer... Pause...
Der linke Arm wird ganz schwer... Pause...

Ich bin ganz ruhig.

*Der **linke Arm** ist ganz schwer... Pause...*
Der linke Arm ist ganz schwer... Pause...
Der linke Arm ist ganz schwer... Pause...
Der linke Arm ist ganz schwer... Pause...
Der linke Arm ist ganz schwer... Pause...

Ich bin ganz ruhig.

*Das **rechte Bein** wird ganz schwer... Pause...*
Das rechte Bein wird ganz schwer... Pause...
Das rechte Bein wird ganz schwer... Pause...
Das rechte Bein wird ganz schwer... Pause...
Das rechte Bein wird ganz schwer... Pause...

Ich bin ganz ruhig.

*Das **rechte Bein** ist ganz schwer... Pause...*
Das rechte Bein ist ganz schwer... Pause...
Das rechte Bein ist ganz schwer... Pause...
Das rechte Bein ist ganz schwer... Pause...
Das rechte Bein ist ganz schwer... Pause...

Ich bin ganz ruhig

*Das **linke Bein** wird ganz schwer... Pause...*
Das linke Bein wird ganz schwer... Pause...
Das linke Bein wird ganz schwer... Pause...
Das linke Bein wird ganz schwer... Pause...
Das linke Bein wird ganz schwer... Pause...

Ich bin ganz ruhig.

*Das **linke Bein** ist ganz schwer... Pause...*
Das linke Bein ist ganz schwer... Pause...
Das linke Bein ist ganz schwer... Pause...
Das linke Bein ist ganz schwer... Pause...
Das linke Bein ist ganz schwer... Pause...

Ich bin ganz ruhig

***Arme und Beine** werden ganz schwer... Pause...*
Arme und Beine werden ganz schwer... Pause...
Arme und Beine werden ganz schwer... Pause...
Arme und Beine werden ganz schwer... Pause...
Arme und Beine werden ganz schwer... Pause...

Ich bin ganz ruhig.

***Arme und Beine** sind ganz schwer... Pause...*
Arme und Beine sind ganz schwer... Pause...
Arme und Beine sind ganz schwer... Pause...
Arme und Beine sind ganz schwer... Pause...
Arme und Beine sind ganz schwer... Pause...

Ich bin ganz ruhig

(Wärmeübung schließt sich an)

Das Herz schlägt ruhig und gleichmäßig... Pause...
Das Herz schlägt ruhig und gleichmäßig... Pause...
Das Herz schlägt ruhig und gleichmäßig... Pause...
Das Herz schlägt ruhig und gleichmäßig... Pause...
Das Herz schlägt ruhig und gleichmäßig... Pause...

Ich bin ganz ruhig.

Der Atem geht ruhig und gleichmäßig... Pause...
Der Atem geht ruhig und gleichmäßig... Pause...
Der Atem geht ruhig und gleichmäßig... Pause...
Der Atem geht ruhig und gleichmäßig... Pause...
Der Atem geht ruhig und gleichmäßig... Pause...

Ich bin ganz ruhig.

Der rechte Arm wird ganz warm... Pause...
Der rechte Arm wird ganz warm... Pause...
Der rechte Arm wird ganz warm... Pause...
Der rechte Arm wird ganz warm... Pause...
Der rechte Arm wird ganz warm... Pause...

Ich bin ganz ruhig

Der rechte Arm ist ganz warm... Pause...
Der rechte Arm ist ganz warm... Pause...
Der rechte Arm ist ganz warm... Pause...
Der rechte Arm ist ganz warm... Pause...
Der rechte Arm ist ganz warm... Pause...

Ich bin ganz ruhig

Der linke Arm wird ganz warm... Pause...
Der linke Arm wird ganz warm... Pause...
Der linke Arm wird ganz warm... Pause...
Der linke Arm wird ganz warm... Pause...
Der linke Arm wird ganz warm... Pause...

Ich bin ganz ruhig

Der linke Arm ist ganz warm... Pause...
Der linke Arm ist ganz warm... Pause...
Der linke Arm ist ganz warm... Pause...
Der linke Arm ist ganz warm... Pause...
Der linke Arm ist ganz warm... Pause...

Ich bin ganz ruhig

Das rechte Bein wird ganz warm... Pause...
Das rechte Bein wird ganz warm... Pause...
Das rechte Bein wird ganz warm... Pause...
Das rechte Bein wird ganz warm... Pause...
Das rechte Bein wird ganz warm... Pause...

Ich bin ganz ruhig

Das rechte Bein ist ganz warm... Pause...
Das rechte Bein ist ganz warm... Pause...
Das rechte Bein ist ganz warm... Pause...
Das rechte Bein ist ganz warm... Pause...
Das rechte Bein ist ganz warm... Pause...

Ich bin ganz ruhig

Das linke Bein wird ganz warm... Pause...
Das linke Bein wird ganz warm... Pause...
Das linke Bein wird ganz warm... Pause...
Das linke Bein wird ganz warm... Pause...
Das linke Bein wird ganz warm... Pause...

Ich bin ganz ruhig

Das linke Bein ist ganz warm... Pause...
Das linke Bein ist ganz warm... Pause...
Das linke Bein ist ganz warm... Pause...
Das linke Bein ist ganz warm... Pause...
Das linke Bein ist ganz warm... Pause...

Arme und Beine werden ganz warm... Pause...
Arme und Beine werden ganz warm... Pause...

Ich bin ganz ruhig

Arme und Beine sind ganz warm... Pause...
Arme und Beine sind ganz warm... Pause...

Ich bin ganz ruhig.

Das Sonnengeflecht (oder der Bauch) wird strömend warm... Pause...
Das Sonnengeflecht wird strömend warm... Pause...
Das Sonnengeflecht wird strömend warm... Pause...
Das Sonnengeflecht wird strömend warm... Pause...
Das Sonnengeflecht wird strömend warm... Pause...

Ich bin ganz ruhig

Das Sonnengeflecht ist strömend warm... Pause...
Das Sonnengeflecht ist strömend warm... Pause...
Das Sonnengeflecht ist strömend warm... Pause...
Das Sonnengeflecht ist strömend warm... Pause...
Das Sonnengeflecht ist strömend warm... Pause...

Ich bin ganz ruhig.

Der Körper versinkt tief in die Unterlage... Pause...
Der Körper versinkt tief in die Unterlage... Pause...

Ich bin ganz ruhig.

Meine Stirn ist angenehm kühl... Pause...
Meine Stirn ist angenehm kühl... Pause...

(X-Formel schließt sich an)

Ich fühle mich ruhig und sicher... Pause...
Ich fühle mich ruhig und sicher... Pause...
Ich fühle mich ruhig und sicher... Pause...

Bitte beachten Sie: Die X-Formel können sie variabel gestalten, wichtig dabei ist nur, dass Sie auf positive Formulierungen achten. Nachfolgend einige Beispiele:

- *Ich fühle mich ruhig und sicher,*
- *Ich fühle mich ruhig und entspannt,*
- *Ich finde meinen Weg,*

– *Ich fühle mich erholt und kräftig*

Gerne können Sie im Vorfeld X Formeln mit den Kursteilnehmern erarbeiten.

Jetzt nehmen Sie die Übung zurück.

Ich nehme jetzt zurück!
Ich nehme jetzt zurück!

Arme fest anspannen!
Arme fest anspannen!

Tief einatmen!
Tief einatmen!

Augen wieder auf!

Dieser Teil der Kursstunde dauert etwa **30 bis 45 Minuten**.
Die Teilnehmer sollten sich ausgeruht und gekräftigt fühlen. Lassen Sie die Teilnehmer wieder aufrichten, lassen Sie sich von jedem Einzelnen ein Feedback geben, damit Sie wissen, wie es Ihren Kursteilnehmern geht. Ermuntern Sie zum Üben zu Hause. Bedanken Sie sich für jeden Beitrag der Teilnehmer. Fassen Sie die Ergebnisse möglichst folgendermaßen zusammen:

„Es ist interessant zu sehen, dass jeder Teilnehmer seine eigenen Erfahrungen und Fortschritte macht. Sie werden im Laufe des Kurses sehen, dass es Ihnen immer besser gelingen wird, mit Ihrem Körper umzugehen. Ich möchte Sie ermuntern, zuhause die Übungen fortzuführen"

Lang-(Vorlese-)Version des Autogenen Trainings

In meinen Kursen biete ich immer wieder eine Vorleseversion des Autogenen Trainings an. Zugeschnitten auf das eigentliche Thema, hier das Rauchen (oder eher das Nichtrauchen). Das kann manchen Menschen sehr helfen, sich der Entspannung hinzugeben, als die Verwendung formelhafter Vorsätze. Der Effekt ist wie beim Autogenen Training gleich. Wenn Sie es anbieten möchten, dann achten Sie bitte darauf, die Abläufe in den immer wiederkehrenden Kursabenden nach Möglichkeit nicht zu ändern.

Hier der Text zum Vorlesen:

Ich leiste keinen Widerstand und schließe meine Augen. Ich halte meine Augen leicht und geschlossen. (Pause) Ich empfinde ein angenehmes Gefühl der Müdigkeit mit geschlossenen Augen. Dieser Zustand ist schön. (Pause)

Mit jedem Atemzug sinkt mein Körper immer tiefer und tiefer in einen angenehmen, ruhigen Zustand. Jeder Atemzug macht mich ruhig und strömend warm.

Ich gleite jetzt wie ein Segelflieger, der durch die Lüfte schwebt immer tiefer und tiefer dem Tal entgegen. Ruhig und sicher. (Pause) Ich gleite mit geschlossenen Augen in einen angenehmen Zustand. Ruhig und sicher.

Wie ein Segelflieger, der lautlos durch die Lüfte dem sicheren Tal entgegen gleitet. Ich höre nur noch auf meine Stimme. Ich höre nur noch darauf, was mir meine Stimme sagt. (Pause)

Meine Augen sind müde und geschlossen. Ich bin ganz ruhig. Ganz ruhig. Es ist angenehm ruhig um mich. (Pause) Es ist ruhig in mir. Ich spüre nun, wie mein Kopf schwer und müde wird. Mein Kopf wird schwer und müde. Immer schwerer, immer müder. (Pause) Ich spüre es ganz genau, wie mein Kopf schwer und müde wird. Ich empfinde einen leichten Windhauch um die Stirn. Mein Kopf wird schwer und müde. Immer schwerer, immer müder. (Pause)

Es ist angenehm, wie meine Augen und mein Kopf schwer und müde sind. Alles ist sehr ruhig um mich.

Mein Kopf wird immer schwerer und müder. Ich genieße diese Schwere. Die Schwere und die Müdigkeit. (Pause)

Und jedes meiner Worte dringt immer tiefer und tiefer in mein Inneres. Immer tiefer und tiefer. (Pause) Ich bin ganz in mir. Immer tiefer gleite ich in diesen angenehmen ruhigen Zustand. (Pause)

Meine Augen, mein Kopf sind schwer und müde. Ich bin ganz ruhig. Ganz entspannt. Mein Kopf ist schwer und müde.

Es ist angenehm so schwer und müde zu sein.

Nichts kann mich mehr stören. Gar nichts stört mich. Ich höre nur noch auf meine Stimme und bin ruhig, müde und schwer. (Pause) Meine innere Stimme ist stark. Kein Gedanke, kein Geräusch kann mich mehr stören. Ich höre nur noch auf meine Stimme.

So wie mein Kopf schwer geworden ist, so wird nun auch mein rechter Arm allmählich schwer und müde. (Pause) Der rechte Arm wird schwer, ganz schwer. Schwer und müde. Mein rechter Arm wird immer schwerer, immer müder. *(Pause) Mein rechter Arm liegt schwer auf der Unterlage. Ich spüre, wie schwer mein rechter Arm wird.*

Bleiern schwer. Es ist fast nicht möglich, den rechten Arm von der Unterlage zu heben. (Pause) Mein rechter Arm ist schwer und müde. Ganz müde und schwer.

(Ständig wiederholen und langsam sprechen mit Pausen)

So müde wird nun auch mein linker Arm. Mein linker Arm wird schwer und müde. Ganz schwer und müde. (Pause) So müde, wie mein rechter Arm. Ich spüre, wie schwer und müde mein linker Arm wird. Es ist fast nicht möglich, den linken Arm von der Unterlage zu heben. Der linke Arm ist schwer, wie Blei. Mein linker Arm ist ganz schwer, ganz müde. (Pause)

Beide Arme liegen schwer auf der Unterlage. Beide Arme sind ganz schwer, ganz müde.

Nun möchte ich, dass auch mein rechtes Bein von dieser Schwere und Müdigkeit erfasst wird. Das rechte Bein wird schwer und müde. Ganz schwer und müde. (Pause) Die Schwere und Müdigkeit zieht sich vom Schenkel bis zu den Füßen. Das rechte Bein wird ganz schwer und müde. (Pause) So wie die Arme. Jetzt ist auch das rechte Bein schwer und müde. Es ist angenehm, so schwer und müde zu sein. (Pause) Bein und Arme sind ganz schwer und müde. Mein rechtes Bein, vom Schenkel bis zum Fuß, ist ganz schwer und müde. (Pause)

Jetzt geht das angenehme Gefühl der Schwere auch auf das linke Bein über. Das linke Bein wird jetzt schwer und müde. (Pause) So wie das Rechte. Mein linkes Bein wird ganz schwer und müde. Arme und Beine sind ganz schwer und müde. (Pause)

Kopf und Augen, Arme und Beine sind ganz schwer und müde. Beide Beine sind jetzt schwer und müde, schwer und müde. (Pause)

So schwer, wie meine Arme, mein Kopf und meine Augen.

So verbreitet sich die Müdigkeit über meinen ganzen Körper. Auf den Bauch, auf die Brust. Der ganze Körper wird jetzt von Schweren und Müdigkeit erfasst. (Pause) Ich bin schwer und müde. So wunderbar schwer und müde.

Der ganze Leib ist jetzt schwer und müde. Er versinkt tief in die Unterlage. (Pause) Alles an mir ist ruhig, schwer und müde. Mit jedem Atemzug werde ich immer schwerer und müder. Mit jedem Atemzug spüre ich mehr und mehr, wie dieser Zustand immer stärker in mir wird. Immer schwerer und müder. (Pause)

Mein Körper folgt mir. Ich bin müde, schwer und ruhig.

Ich gleite wie ein Segelflieger immer tiefer in das Tal der Schwere und Ruhe. (Pause) Mit jedem Atemzug, mit jedem Atemzug spüre ich mehr und mehr, wie der angenehme Zustand der Schwere und Ruhe immer stärker in mir wird. Mein Atem geht ruhig und gleichmäßig. (Pause)

Es ist ein angenehmer Ruhezustand von Kopf bis Fuß. Wohltuende Ruhe hat meinen Körper erfasst. (Pause) Alle Muskeln sind zur Ruhe gekommen. Muskeln und Nerven haben sich entspannt.

Mein Körper ist ruhig und schwer. (Pause)

Auch meine Nerven sind ruhig und entspannt. Alle Gedanken, die mich belasten lasse ich wie weiße Wattewolken an mir vorüberziehen.

Mein Körper ist ruhig, er geht schlafen, während ich wach bin. Auch meine Gedanken gehen schlafen. Alle Gedanken , die mich belasten. Sie sind vollkommen unwichtig.

Alles Denken und Grübeln zieht an mir vorüber. Alles geht zur Ruhe.

Alles Denken und Grübeln ist jetzt völlig unwichtig. Ich höre nur auf meine Stimme. Nichts stört mich mehr. Nur meine Stimme ist stark. Alles Andere versinkt und ist ganz unwichtig.

Ich bin in einem Ruhezustand. Die Ruhe umgibt meinen ganzen Körper, wie ein schützender, weiter Mantel. Eine wunderbare Harmonie zwischen mir und meiner Seele tritt ein.

Ich fühle mich froh und geborgen, umhüllt von einem weichen, weiten Mantel.

Die Ruhe umgibt meinen ganzen Körper, alles ist ruhig in mir. Ich höre nur noch meine Stimme. Alles Andere ist völlig unwichtig. Ich fühle mich glücklich und geborgen, umhüllt von einem weichen, weiten Mantel. Leise Musik klingt an mein Ohr. Eine wunderbare Harmonie zwischen Körper und Seele tritt ein.

Die Ruhe umgibt meinen ganzen Körper wie ein weiter, schützender Mantel.

Eine wunderbare Harmonie erfüllt mich.

Ich fühle mich glücklich und geborgen. Umhüllt von einem weiten, warmen Mantel. Alles ist ruhig in mir. Ich höre nur noch auf meine Stimme. Meine eigene innere Stimme. Alles Andere ist unwichtig. Ich bin in einem wunderschönen Ruhezustand. Eine wunderbare Harmonie zwischen Körper und Seele spüre ich jetzt. Ich fühle mich glücklich und geborgen. Wenn ich jetzt an meinen Bauch denke, spüre ich, dass er immer wärmer und wärmer wird.

Mein Atem ist ruhig und gleichmäßig. Jeder Atemzug gibt mir Kraft und Ruhe. Strömend warm zieht mein Atem durch den ganzen Körper. Mein Bauch wird wunderbar warm. Ein angenehmes Gefühl der Wärme strömt durch meinen Bauch. Strömende Wärme durchflutet meinen Bauch, mein Bauch wird wunderbar warm. Ganz deutlich spüre ich, wie mein Bauch strömend warm wird. Strömend warm.

Mein Bauch wird jetzt strömend warm. Wunderbar warm.

Der Bauch ist weich und warm. Durch die Wärme hat sich mein Bauch völlig entspannt. Der Bauch ist entspannt und warm. Er ist zur Ruhe gekommen und hat sich völlig entspannt. Ich spüre ganz stark die Wärme in meinem Bauch. Mein Bauch ist strömend warm, strömend warm.

Durch die Wärme hat sich mein ganzer Körper völlig entspannt. Er ist zur Ruhe gekommen und die Wärme strahlt in meinen Körper hinein. Die Wärme strahlt. Ganz warm. Und in diesem Zustand der angenehmen Ruhe öffnet sich das Tor zu meinem Inneren ganz weit.

(Achtung: jetzt schließt sich die Heilhypnose an)

Jedes Wort ist jetzt wichtig für mich. Jedes Wort, das ich jetzt sage, dringt tief in mein Inneres, in mein Unterbewusstsein. Jedes Wort durchströmt mein Inneres. Jedes Wort erfrischt mich und macht mich stark. Die Worte werden eine heilende Wirkung auslösen.

Ich höre nur noch meine Stimme. Alles Andere ist unwichtig. Ich höre nur noch die Stimme. Denn jedes Wort wird jetzt ein Samenkorn, das in mein Unterbewusstsein eindringt und heilende Wirkung auslöst. Mein Körper ist entspannt, ganz ruhig und entspannt. Jedes Wort dringt tief in mein Unterbewusstsein ein, durchströmt mein Inneres. Wie ein Samenkorn in guter Erde.

Mein Wort übt heilende Wirkung aus. Ich höre nur noch meine Stimme. Mein Bauch ist ruhig und warm.

Die Wärme strahlt jetzt vom Bauch aus in den ganzen Körper hinein. Die Wärme gibt mir Ruhe. Ruhe und Geborgenheit.

Die Wärme macht mich ruhig, ganz ruhig. Ich atme tief – und die Wärme strahlt vom Bauch aus in den ganzen Körper hinein. Die Wärme gibt mir Kraft und Geborgenheit.

Sie strahlt durch meinen ganzen Körper. Von oben bis hinunter zu den Füßen. Die innere Wärme, die mir Ruhe und Kraft gibt. Nikotin ist vollkommen unnütz. Nichts stört mich mehr, weil ich ohne Nikotin stark und frei bin.

Mein Körper ist warm und ruhig. Ganz warm und ruhig. Ich spüre die Wärme von oben bis hinunter zu den Füßen. Strahlende Wärme durchflutet meinen ganzen Körper. Sie gibt mir Geborgenheit und Ruhe. Ich atme tief und ruhig, tief und ruhig. Mein Atem geht ruhig und gleichmäßig. Ganz ruhig und gleichmäßig. Immer, wenn ich ganz tief ein- und ausatme füllen sich alle Organe, alle Zellen meines Körpers mit frischer Luft und Wärme. Wunderbare Frische durchzieht meinen Körper, weil ich frei von Nikotin bin. Ich spüre es ganz deutlich, ich fühle mich frei ohne Zigaretten und Tabak. Meine Seele tut alles für mein Leben. Ich atme mit Ruhe und Wärme, immerzu. Tag und Nacht.

Ich atme mich ruhig und warm, ruhig und warm. Immerzu Tag und Nacht.

Denn der frische Atem erfüllt meinen ganzen Körper mit Ruhe und Wärme. Jeder Atemzug, jeder Atemzug erfüllt mich mit Frische und Wärme. Ich atme mich ganz tief und warm, ganz tief und warm.

Durch diese wunderbare Ruhe, die mit jedem Atemzug meinen ganzen Körper durchströmt, bleibe ich in Zukunft immer ruhig und entspannt, ohne Nikotin. In allen Lebenslagen. Immer ruhig und entspannt. Mit tiefem, frischem Atem.

Der Atem gibt mir Ruhe und Wärme. Ich genieße das Gefühl, frei von Nikotin zu sein. Nichts macht mich nervös. Der Atem durchströmt mich mit Frische, Ruhe und Wärme. Mein ganzer Körper füllt sich bei jedem Atemzug mit Ruhe und Wärme. Mein ganzer Körper ist ruhig und warm durch meinen Atem.

Alle Muskeln sind nun zur Ruhe gekommen. Muskeln und Nerven haben sich entspannt. Alle Gedanken gehen jetzt schlafen, ziehen an mir vorüber. Nichts stört mich. Ich höre nur noch auf die Stimme. Alles Denken und Grübeln schläft. Alles um mich ist völlig unwichtig. Die Ruhe umgibt meinen ganzen Körper, wie ein weiter und warmer Mantel.

Nichts drückt mich. Eine wunderbare Harmonie zwischen Körper und Seele, zwischen meinem Willen und meinem Inneren tritt ein. Ich fühle mich glücklich und geborgen. Umhüllt von einem weiten warmen Mantel. Alles ruht in mir. Die Ruhe umgibt meinen ganzen Körper, wie ein weiter und schützender Mantel.

Ich höre nur noch meine Stimme. Alle Erschöpfung und Schlappheit fällt von mir ab. Alles um mich ist völlig unwichtig. Mein Atem geht ruhig und gleichmäßig. Ich spüre eine angenehme Harmonie zwischen Körper und Seele. Die neue Kraft gibt mir Erfolg im Leben. Qualm ist vollkommen unwichtig.

Ein angenehmes Gefühl der Frische und Wärme durchströmt meinen ganzen Körper. Mein Körper ist wunderbar rein und warm.
Ich spüre ganz deutlich die Wärme meines Körpers.
Ich spüre strömende Wärme.
So entspannen sich jetzt mein Körper und meine Seele. Nichts stört mich mehr. Mein Atem geht ruhig und gleichmäßig. Stärke durchströmt Muskeln und Nerven. Körper und Seele sind ruhig und entspannt. Ruhige Wärme strahlt durch Körper und Seele.
Sie gibt mir Geborgenheit und Ruhe. Körper und Seele sind eins. Ich atme ganz tief und ruhig. Meine Gedanken strömen mit dem Atem, stark und ruhig, ganz stark und ruhig. Ich atme mit Ruhe. Jeder Atemzug macht mich ruhig, ganz ruhig. Der Atem macht meine Finger und Hände ruhig und warm, ganz ruhig und warm...Ich fühle mich gut und sicher in meiner sauberen Haut...

Das Zurückholen

Nun kommen Sie zum Schlussmachen. Dazu brauchen Sie die Formel, die die Teilnehmer zurückholt. Hier gebe ich Ihnen einen Vorschlag dazu. Selbstverständlich sind alle Texte auch veränderlich nach persönlichem Geschmack und Vorlieben.

Ich werde nun gleich bis fünf zählen. Dann öffnen Sie wieder die Augen und sind hellwach, fühlen sich entspannt und erfrischt.

Ich beginne mit Eins. Bei Eins gehen die Schwere und Müdigkeit aus den Beinen zurück. Die Beine werden wieder ganz leicht und frei. Sie können Ihre Beine und Füße ganz leicht und frei bewegen.

Zwei – Nun geht auch die Schwere aus Ihren Armen zurück. Sie können beide Arme, beide Hände wieder ganz leicht bewegen. Machen Sie die Hände zu Fäusten, bewegen Sie Ihre Finger.

Und jetzt kommt die Drei. Jetzt entweicht auch alle Schwere und Müdigkeit aus dem ganzen Körper, der ganze Körper wird wieder leicht und frei. Sie können wieder ganz leicht und frei atmen.

Vier – Alle Müdigkeit und Schwere aus dem Kopf und Ihren Augen verfliegen, wie eine Wolke im Wind. Der Kopf wird ganz leicht und frei. Der Kopf ist leicht und frei. Sie können jetzt wieder ganz leicht und frei atmen

Und nun die Fünf. Sie können wieder die Augen öffnen, befinden sich im Hier und Jetzt, befinden sich auf Ihrer Unterlage.

Sie können sich recken und strecken, wie Sie es morgens beim Aufwachen auch tun würden. Sie haben nun die Augen auf und fühlen sich froh und erfrischt.

Nach dem Autogenen Training lassen Sie die Teilnehmer aufrichten und befragen jeden einzeln, nach dem Befinden. Versuchen Sie, die Kursteilnehmer mit Namen anzusprechen. Das schafft eine vertrauensvolle Atmosphäre. Seien Sie empathisch. Lassen Sie jeden Einzelnen zu Wort kommen und aussprechen. Dann bedanken Sie sich für die Teilnahme, wünschen einen schönen Abend und nehmen Bezug auf die nächste Kursstunde. Bitten Sie die Teilnehmer, mit Ihnen gemeinsam die Matten wieder weg zu räumen. Bedanken Sie sich und verabschieden Sie die Kursteilnehmer wieder mit einem Handschlag.

Die Musik, die Sie für die Kursstunden wählen, sollte dezent und leise im Hintergrund spielen. Die Kursstunde umfasst einen Zeitrahmen von ungefähr **90 Minuten**.

Fantasiereisen

Einleitung

Eine weitere Möglichkeit sind Fantasiereisen mit denen Sie die Kursstunden gestalten können.

Fantasiereisen zählen als geführte Assoziationen zu den imaginativen Verfahren. Es sind fantasieanregende Geschichten zum Träumen und Entspannen. In angenehmer Weise laden sie den Zuhörer ein, seine Achtsamkeit und Konzentration sanft nach innen zu lenken, sich auf den Flügeln der Phantasie auf eine „kleine Reise" zu begeben, die Kraft spenden und zu positiven Gedanken und Gefühlen verhelfen soll. Die Grenzen zwischen Bewusstsein und Unterbewusstsein des Teilnehmers verschwimmen und Körper, Geist und Seele können sich regenerieren, sammeln, Ballast abwerfen und neu orientieren.

Fantasiereisen – Was ist das?

Anwendungsmöglichkeiten

Die Entspannungswirkung von Fantasiereisen wird in der Verhaltenstherapie genutzt. Sie wird außerdem mit Elementen der Progressiven Muskelentspannung oder des Autogenen Trainings z.B. in der Ergotherapie, besonders in den Fachbereichen Pädiatrie und Psychiatrie eingesetzt. Als Form von Meditation, finden sie auch beim Yoga Anwendung. Sie werden zudem in der Pädagogik, wie in Kindergärten und Schulen eingesetzt.

Indikationen

- ADS/ADHS
- Ängste und Phobien
- Konzentrationssteigerung
- Pädagogik
- psychosomatische Therapie
- Rauchentwöhnung
- Rückenschmerzen
- Schlafstörungen
- Schmerzen
- Stress
- Spannungskopfschmerz
- Tinitus
- Verspannungen
- Zwänge

Kontraindikationen

- akute Psychosen und akute psychische Erkrankungen

Kurze Beschreibung der Methode

Bei Fantasiereisen handelt es sich um gelenkte Tagträume, in denen sowohl Erwachsene als auch Kinder lernen, in ihrer Fantasie Vorstellungen zu assoziieren und zu entwickeln, mitunter auch um Probleme zu lösen und Ziele zu erreichen. Oft sollen sie helfen, Stress abzubauen, ein inneres Gleichgewicht herzustellen und Fantasie und Kreativität zu fördern.

Fantasiereisen sind für alle Altersgruppen geeignet, wobei man auf individuell angepasste Geschichten achten sollte. Daran sollten Sie als Kursleiter denken, wenn Sie in Ihrem Kurs Fantasiereisen anbieten möchten.

Die Phasen von Fantasiereisen

Teil 1 – Die Entspannung

Damit sich die Teilnehmer vollständig entspannen können, sollten sie die Augen schließen und gleichmäßig tief ein- und ausatmen. Die Gedanken an den Alltag sollten losgelassen werden, damit man sich völlig auf die Reise in eine andere Welt einlassen kann.

Es eignen sich auch einfache Formen von Entspannungsübungen, wie man sie aus dem autogenen Training kennt. Gehen Sie als Kursleiter behutsam mit den Übungen vor. Eine gute Vorrausetzung ist Geduld und Einfühlungsvermögen.

Teil 2 – Die Reise

Sind diese Voraussetzungen geschaffen, wird dem Teilnehmer eine Geschichte vorgelesen. In dieser wird ein Ort beschrieben, an dem sich der Zuhörer besonders wohl fühlen soll. Der Teilnehmer sollte versuchen, sich den Ort in seiner Fantasie so lebhaft auszumalen, dass er sich kleinste Details der Umgebung sowie seiner Gefühle und seines Verhaltens an diesem Fantasieort vorstellen kann. An diesem Platz wird der Teilnehmer nun ermutigt, seine Vorstellungen zu assoziieren, zu entwickeln, ggf. Probleme zu lösen und seine Ziele zu erreichen.

Teil 3 – Rückkehr in das Hier und Jetzt

Am Ende einer Fantasiereise ist es wichtig, die Bilder langsam ausklingen zu lassen und die Beteiligten behutsam in die Alltagswelt zurück zu führen. Der Kursleiter hilft hier bei den langsamen Übergängen und gedanklichen Wegen. Hierbei muss auch der Körper den Weg zurück in die Realität finden. Dies kann durch tiefes Durchatmen und zum Beispiel mit Hilfe von Räkeln und Strecken des gesamten Körpers geschehen. Wenn der Teilnehmer die Augen wieder öffnet, sollte er mit Körper und Seele wieder in dem Raum, indem er sich befindet, ankommen. Benutzen Sie folgende mögliche Formel:

> *„Sie können sich recken und strecken, indem Sie Ihre Hände und Arme weit über den Kopf nehmen und sich kräftig ausstrecken, so, wie Sie es beim Aufwachen auch tun würden. Holen Sie tief Luft, atmen Sie tief ein… und aus…"*

Wie trage ich eine Fantasiereise vor?

Wie auch das Vorlesen von Texten ganz allgemein nicht so einfach ist, so ist es auch die Fähigkeit eine Fantasiereise gut anzuleiten. Sie sollten schon etwas selbstkritisch sein, bevor Sie sich zutrauen, eine Gruppe (maximal 12 bis 15 Personen) zu einer Fantasiereise einzuladen. Wenn Sie den Text dann vorlesen oder frei sprechen, sollten Sie auf jeden Fall folgendes beachten:

Denken sie an den Klang Ihrer Stimme!

Versuchen Sie Ihrer Stimme einen vollen, sanften Klang zu geben. Tiefe Stimmlagen sind dabei empfehlenswert. Reden Sie weich und fließend. Sie sollten klar und deutlich sprechen, nicht aber übertrieben ausformuliert. Vermeiden Sie es, zu Husten oder andere Geräusche zu machen, denn die Aufmerksamkeit der Teilnehmer ist ganz bei Ihrer Stimme.

Beachten Sie unbedingt, dass Sie langsam sprechen und viele lange Pausen zwischen den einzelnen Passagen machen. Gehen Sie dabei nicht nach Ihrem eigenen Maßstab vor. Für Sie mögen die Pausen viel zu lang sein, aber die Teilnehmer brauchen diese Pausen, um innere Bilder entwickeln zu können. Eine Faustregel besagt, dass der gerade gesagte Satz in Gedanken noch einmal wiederholt werden sollte, damit es die Teilnehmer verinnerlichen können.

Wichtig ist, dass Sie den Text gut kennen. Denken Sie sich immer in die Teilnehmer und Teilnehmerinnen hinein und versuchen Sie, die nötige Stimmung zu schaffen. Leise, passende Hintergrundmusik sollte Ihnen zum guten Gelingen Ihres Kurses helfen. Einigen Sie sich vor dem Kurs auf eine Form der persönlichen Anrede.

Nun wünsch ich Ihnen viel Freude beim Vortragen der Fantasiereisen!

Verschiedene Fantasiereisen

Herbstimpressionen

Ich möchte Dich heute zu einer Fantasiereise einladen. Stell Dir vor, du gehst raus in die Natur... (Pause) Ganz früh am Morgen. Die ersten Schritte fallen Dir noch schwer, die Luft ist kühl und klar... (Pause) Ein kühles Lüftchen bewegt sich über Dein Gesicht. Du läufst in den Morgen, gehst den Weg zu einem Waldweg entlang. Unter Deinen Füßen raschelt leise das Laub... (Pause) Du fühlst Deine Schritte.

Die Luft ist kühl und klar. Du atmest sie ganz bewusst ein und merkst dabei, wie gut dir das tut. Saubere, klare Landluft... (Pause)

Dein Weg ist gezäumt von Bäumen, mit einzelnen, bunten Blättern. Nebel steigt auf auf den Wiesen, an denen du vorbei gehst... (Pause)

Sie sind immer noch ein wenig grün. „Haben nicht vor ein paar Tagen noch Kühe darauf gegrast?", denkst du. Ganz in Gedanken versunken läufst du weiter... (Pause)

Der Nebel steigt nun langsam aus den Wiesen und Feldern. Du betrachtest ihn, als hättest du so etwas noch nie gesehen. Wie ein staunendes Kind, völlig unbefangen und frei. Frei von jeglicher Last und Sorge... (Pause)

Es macht in dir ein unendlich leichtes Gefühl. Deine Schultern fühlen sich leichter und leichter an... (Pause)

Am Rande Deines Weges siehst du das vertrocknete Gras, wie es sich sachte im Wind bewegt. Hin- und her, genau wie dein Atem.

Hin- und her... (Pause)

Du siehst Sonnenstrahlen durch die Zweige der Bäume blitzen, auf die du jetzt zugehst.

Die Sonne steigt höher und höher... (Pause) Sie wärmen deinen Rücken. Du fühlst, wie die Wärme deinen Körper durchströmt... (Pause)

Ihre Strahlen leuchten hell und der Nebel löst sich in nichts auf. Er wirkt geheimnisvoll, fast, wie im Märchen, wenn Feen aus den Wiesen steigen... (Pause)

Du versuchst dich an Kindertage zu erinnern, als Märchen noch lebendig waren... (Pause)

Die Luft ist immer noch klar und rein. Du atmest sie genüsslich ein und nimmst den Duft nach modrigem Laub und Hagebutten wahr... (Pause) Fühl einmal dorthin... (Pause)

Die Sträucher zieren den Weg. Tautropfen hängen an den Zweigen. Sie sehen aus, wie Diamanten und glitzern in der aufsteigenden Sonne... (Pause)

Am Himmel zeigen sich die ersten blau-weißen Wölkchen. Ein wunderschöner Morgen, denkst du. Es ist wie ein Geschenk für dich. So etwas hast du schon lange nicht mehr wahrgenommen... (Pause)

Vögel zwitschern dir zu...

Sie künden einen fröhlichen Tag an. Du gehst vorbei an einem Wiesenhain, die Wiese ist bewachsen mit dem letzten Grün. Du bleibst stehen und betrachtest sie näher. Und erkennst, das Wasser auf der Wiese steht... (Pause)

Ein seltsames Glücksgefühl durchströmt dich. Es wird dir warm um dein Herz.

Du läufst weiter, durch einen kleinen Laubwald. Blätter werden durch einen Windhauch aufgewirbelt... (Pause) Nun siehst du dem Schauspiel eine Weile zu, ein Lächeln huscht über Dein Gesicht. Unendliche Seligkeit und Zufriedenheit macht sich in deinem Inneren breit. Du fühlst dich rundum wohl... (Pause)

Am Wegesrand erblickst du eine Bank, auf die du dich setzt. Du betrachtest die Natur um dich. Bäume, mit rostig goldenen Blättern. Ein Blatt fällt fast unmerklich zu Boden... (Pause)

Zwischen den Bäumen siehst du eine Wiese und über ihr den zart blauen Himmel.

Auf der Wiese steht ein einsamer Baum. Ganz allein. Sein Laub ist rot und er leuchtet in der Sonne. Bei seinem Anblick geht dir förmlich das Herz auf... (Pause)

Langsam beschließt du, wieder nach Hause zu gehen. Deinen Weg kreuzen Traktorenspuren. Du siehst Landwirte auf dem Feld arbeiten. Sie pflügen das letzte Feld um. Die Erde ist dunkel und schwer. Der Traktor quält sich durch das Feld. Sie winken dir aus der Ferne zu... (Pause)

Du gehst vorbei, an der Wiese mit dem letzten Grün. Es stehen Kühe an einer Wassertränke. Ein paar von ihnen drehen sich zu dir um und blicken mit ihren großen Augen zu dir hin. Ihr Blick ist neugierig... (Pause)

Die Sonne wärmt dir deinen Rücken. Unendliche Wärme fühlst du in deinem Körper aufsteigen... (Pause)

Ein kühles Lüftchen weht sachte in dein Gesicht, berührt deine Haut.

Du spürst es sachte und genießt jeden Augenblick... (Pause)

Du atmest die kühle, klare Luft und spürst sie deutlich in dir. Sie gibt dir ein klares, reines Gefühl.

Sonnenstrahlen blitzen durch die Zweige. Ein paar restliche, rot-goldene Blätter zieren die Bäume. Vorbei an Hagebuttensträuchern, die herrlich nach Herbst duften... (Pause)

Das Laub unter deinen Füßen raschelt noch immer leise, bei jedem Deiner Schritte... (Pause)

Zu Hause angekommen, fühlst du in dir Dankbarkeit und Zufriedenheit aufsteigen. Was für ein schönes Gefühl!.. (Pause)

Für den Kursleiter

Lassen Sie die Musik noch ein wenig ausklingen und geben Sie den Teilnehmern Raum und Zeit sich wieder im Hier und Jetzt einzufinden. Benutzen sie dazu folgende mögliche Formel:

Mach deine Hände zu Fäusten, beweg deine Finger ein wenig. Nimm beide Hände weit über deinen Kopf, streck dich richtig aus, wie du es früh beim Aufwachen auch tun würdest. Tief Einatmen und langsam wieder Ausatmen. Komm langsam wieder in das Hier und Jetzt. Öffne dann langsam wieder deine Augen...

Die Teilnehmer sollen sich aufrichten, lassen Sie Sich von jedem Einzelnen ein Feedback geben. Sprechen Sie die Teilnehmer mit Namen an. Das schafft Vertrauen und Ihre Kursteilnehmer fühlen sich ernst genommen. Verabschieden Sie die Teilnehmer mit einem Handschlag. Machen Sie gegebenenfalls auf die nächste Kursstunde aufmerksam.

Bergwanderung Zugspitze

Einleitung

Mach es dir auf deiner Unterlage bequem, so bequem, wie es dir heute möglich ist. Schließe deine Augen und komm mit auf eine Reise in deine Fantasie. Überprüfe noch einmal deinen Körper, liegst du bequem? Kannst du mir gut zuhören? (Pause)

Bewege ruhig noch einmal deine Schultern, deinen Kopf hin und her, bis du das Gefühl bekommst, das du bequem auf deiner Unterlage liegen kannst. (Pause)

Und nun hörst du völlig entspannt und gelöst auf meine Worte. Du spürst, dass deine Arme schwer werden, bleiern schwer. (Pause)

Lass deine Gedanken einfach weiter fließen, halt sie nicht fest. (Pause) Geräusche, die du von außen wahr nimmst sind völlig unwichtig. (Pause)

Deine Arme, deine Hände sind nun schwer, ganz schwer. (Pause)

Nun denk an deine Beine. Deine Beine, deine Füße werden schwer, immer schwerer. (Pause) Du fühlst, wie schwer deine Beine jetzt sind. Es ist fast nicht möglich, die Beine von der Unterlage zu heben. (Pause)

Dein Körper folgt dir. Der Kopf und auch die Augen sind schwer, ganz schwer. Der ganze Leib wird schwer und versinkt tief in die Unterlage, auf der du liegst. (Pause)

Alle Muskeln werden träge und dein Körper wird müder und müder. Ganz sachte versinkst du tief in deine Unterlage, immer tiefer und tiefer... (Pause)

Vielleicht spürst du, wie dein Körper ganz warm wird. Sachte, strömt Wärme in deinen Körper, dein Körper wird wunderbar warm. (Pause), Strömend warm. (Pause)

Ganz deutlich spürst du, wie dein ganzer Körper wohlig warm wird. Strömende Wärme durchflutet jetzt deinen ganzen Körper. (Pause) Dein ganzer Körper ist nun wohlig warm. (Pause)

Atme nun ruhig ein... und aus... Dein Atem geht ruhig und gleichmäßig. (Pause)

Währen du atmest nimmst du die Ruhe in dir auf. Du merkst, wie du immer ruhiger und ruhiger wirst. Wie die Ruhe deinen ganzen Körper durchströmt. Dein Herz schlägt ruhig und gleichmäßig (Pause)

Atme die Ruhe ein und lasse sie durch deinen ganzen Körper fließen. Du fühlst dich ruhig und entspannt und kannst nun mit mir auf deine Fantasiereise gehen. (Pause)

Fantasiereise

In deiner heutigen Fantasiereise begibst du dich in die Bergwelt.

Ganz zeitig frühmorgens gehst du los. Der Morgen ist noch kühl, die Luft ist klar. Dein Kopf ist frei, frei von Gedanken, die dich sonst begleiten. (Pause) Du atmest die klare Bergluft ein und merkst, wie sie dich erfüllt. Dein Atem geht ruhig und gleichmäßig. (Pause) Ganz ruhig und gleichmäßig. Kristallklare Bergluft. (Pause) Sie gibt dir ein Gefühl von Reinheit und Frische. (Pause) Du atmest ruhig ein... und aus... immer wieder. (Pause)

Nebel steigt aus den Wäldern vor dir. Tautropfen hängen an den Zweigen. Sie sehen aus, wie kleine Diamanten und glitzern in der Morgensonne, die gerade aufgeht. (Pause)

Die Sonne scheint mit aller Kraft und der Himmel über dir ist hellblau mit kleinen weißen Wölkchen, die leise an dir vorbeischweben und deine Gedanken mit sich nehmen. (Pause) Dein Kopf wird frei und klar. (Pause)

Das Land auf dem du gehst ist noch flach, die Erde bedeckt mit grünem Moos. Es fühlt sich weich und warm an. Unter deinen Füßen. (Pause) Fühlst du es? Wie deine Füße in den weichen Waldboden einsinken? (Pause) Fühl einmal genau dorthin. (Pause)

In der Ferne ist ein Wald, auf den du zugehst. Große Baumkronen mit saftig grünen Blättern, die dir Schutz und Geborgenheit bieten. Freude erfüllt deine Seele, du fühlst dich beschwingt und heiter und läufst durch einen Wald mit großen, grünen Bäumen. (Pause)

Sonnenstrahlen blitzen durch das grüne Blätterdach und wärmen deinen Rücken, deine Schultern. Dein Rücken ist wunderbar warm. (Pause) Die Wärme rinnt durch deinen ganzen Körper. Dein Körper fühlt sich wunderbar warm an. (Pause) Fühl einmal dorthin, wie warm sich deine Schultern und dein Rücken anfühlen.

Ein sanftes Lüftchen berührt dein Gesicht und du nimmst das sachte Rauschen der Blätter wahr. (Pause) Deine Stirn ist angenehm kühl. Dein Atem ist beschwingt und geht ruhig und gleichmäßig. (Pause)

Der Wald gibt dir ein Gefühl von Sicherheit. Du nimmst das Hämmern eines Spechtes wahr. (Pause) Du läufst weiter und weiter, immer den Waldweg entlang. Farne und Moos bedecken den Boden, leuchtend grün. (Pause)

Nun kommst du an einen See. Umgeben von großen Bäumen, hier mitten im Wald. Du setzt dich an das Ufer in das weiche Moos und schaust auf das Wasser. Unter dir fühlt es sich warm, weich und trocken an. Vielleicht lehnt dein Rücken an einen Baum, vielleicht sitzt du auf einer Bank am Rande des Sees. (Pause)

Das Wasser leuchtet dunkelgrün. (Pause) Libellen tanzen über das Wasser, ihre Flügel leuchten in goldgrünen Farben, sie erinnern an kleine Elfen aus dem Märchenreich. Ganz wie in Kindertagen. (Pause) Du fühlst dich frei und beschwingt. (Pause)

Die Sonnenstrahlen, die durch die Bäume dringen machen ein sonderbares Spiel auf dem Wasser. (Pause) Sie spiegeln sich im Wasser in allen Farben und erinnern dich an den Regenbogen. Es weht ein kleines, laues Lüftchen. Sanft kräuselt sich die Oberfläche des Wassers. Sanft, ganz sanft. Schau einmal genau dorthin...Was siehst du? Was nimmst du wahr? (Pause)

Vielleicht kannst du das leichte Rauschen der Wellen wahrnehmen? Sanftes Rauschen (Pause) Dein Atem geht ruhig und gleichmäßig. (Pause)

Seerosen schwimmen auf dem Wasser und haben wunderschöne weiß-rosa Blüten. In deiner Fantasie steigen kleine Elfen aus den Blüten, fast so, wie in den Märchen aus der Kinderzeit. (Pause)

Du verweilst eine ganze Weile am Ufer des Sees und fühlst dich sicher und wohl. Enten schwimmen in der Ferne auf dem Wasser, sie sind fast am anderen Ende des Sees, dort, wo die Weidenzweige tief in das Wasser hängen. Die Bäume spiegeln sich im Wasser und geben eine andere Welt wieder (Pause) Du siehst fasziniert dem Schauspiel zu und träumst einfach so vor dich hin. (Pause)

Einen flachen, kleinen Stein, den du in der Hand hältst, wirfst du flach über das Wasser. Er schlägt ein paar Mal auf und macht viele kleine Kreise auf dem Wasser, die immer größer und größer werden (Pause)

Du beobachtest das Schauspiel. (Pause) Es erinnert dich an deine Kindheit. Unbeschwert und heiter. (Pause) Der Kreislauf des Lebens. (Pause) Dies ist ein Ort, an dem du deinen Gedanken freien Lauf lassen kannst. Ruhe und Geborgenheit findest, wann immer du hier sein möchtest. (Pause) In deiner Fantasie. Hier kannst du für dich auch wieder neue Kraft schöpfen. Dein Atem geht ruhig und gleichmäßig. Ganz ruhig und gleichmäßig. Hier am See der Stille. (Pause)

Du spürst die Ruhe jetzt auch in dir. Die Ruhe und Entspannung strömt durch deinen ganzen Körper, ganz sanft und angenehm. (Pause) Lass es einfach geschehen. Du fühlst dich wohl und lauschst dem Rauschen der Blätter. Dein Atem geschieht ganz von allein. Es atmet dich. (Pause)

Alles andere ist unwichtig. Nichts ist wichtig. Nur das sanfte Rauschen der Wellen.

Die völlige Ruhe, Entspannung und Stärke in dir. Hier an deinem Ort der Ruhe und Erholung.

Lass' es einfach geschehen. Lass' es einfach fließen. (Pause)

Du fühlst dich wohl und geborgen. (Pause)

Du beschließt, deine Reise durch die Berge fortzusetzen. Langsam stehst du auf und gehst weiter, immer tiefer und tiefer in den Wald hinein, dein Weg steigt ein wenig an. Deine Füße werden schwerer und schwerer. Deine Schritte langsamer. Fühl einmal dorthin. (Pause)

Ein Spazierstock stützt dich auf deinem Weg. Der Wald lichtet sich allmählich, du verschnaufst eine Weile und betrachtest die Natur um dich rum. Dein Atem ist beschwingt und du fühlst dich lebendig und heiter. (Pause) Der Himmel ist strahlend blau.

Das Wetter ist vielversprechend. Klarer Himmel und nicht ein Wölkchen ist zu sehen. (Pause) Nun marschierst du vorbei am Olympiastadion mit seinen Sprungschanzen. Imposant und aufsteigend sehen sie aus. Hier findet im Winter Skispringen statt. Noch nie hast du so etwas Tolles wahrgenommen. (Pause)

Es herrscht hier eine ganz besondere Stimmung. Der Wald wird nun abgelöst von einem breiten Forstweg und wird immer lichter und lichter. Ein leises Lüftchen weht. Dein Atem geht ruhig und gleichmäßig. (Pause)

Große, warme Steine am Wegesrand. Die Landschaft wird abgelöst von Büschen und Sträuchern. Ein Windhauch gleitet über dein Gesicht, kaum spürbar. Deine Stirn ist angenehm kühl. Die Sonne steht nun hoch am Himmel und wärmt deinen ganzen Körper, dein Körper ist wunderbar warm. (Pause)

Du spürst strömende Wärme. (Pause)

Nach einer Weile erreichst du eine Blockhütte. Die Reintalhütte. Hier machst du erst mal eine Pause, setzt dich auf eine Bank, genau vor der Hütte und packst dein Frühstück aus. Du hast Kaffee in einer Thermoskanne, der herrlich duftet, ein belegtes Brötchen mit Schinken oder deiner Lieblingswurst.

Eine Banane, oder anderes Obst, was du so gerne magst. Genüsslich und voller Appetit isst du dein Frühstück und lässt es dir genüsslich schmecken. Die Luft ist hier oben kristallklar.

Dein Atem geht ruhig und gleichmäßig. (Pause) Du schaust nun in die Ferne und von hier kann man schon die verschiedenen Gipfel des Bergmassivs sehen. Du atmest die klare Luft ein und spürst, wie sie dich erfüllt. Klare Bergluft, die dir ein reines und erfrischendes Gefühl gibt. (Pause) Du bist nun wieder gestärkt und hast Kraft für den nächsten Weg. (Pause)

Frisch und fröhlich machst du dich wieder auf deine Wanderung. Dein Gepäck ist nun etwas leichter geworden. (Pause) Und dann geht es endlich los. Der Untergrund wird felsiger, die Bäume werden weniger, und jetzt kommt auch eine weitere Steigung. Du merkst, wie deine Füße ein wenig schwer werden. (Pause)

Ein wenig vom Schnee ist schon zu sehen, ganz in der Nähe deines Weges. Der Schnee ist unter deinen Füßen weich und glitzert weiß in der Sonne. Die Sonne scheint warm auf deinen Körper. Dein Körper fühlt sich wunderbar warm an. (Pause)

Felsen und Schneefelder wechseln sich ab. Deine Füße werden schwerer und schwerer. Deine Schritte langsamer. Spürst du, wie schwer deine Füße sind? Fühl einmal genau dorthin. Die Wiesen sind von einer dichten weißen Schicht überzogen, eine Landschaft bei fantastischem Wetter. (Pause)

Der reine, weiße Schnee dämpft alle Geräusche, lässt sie unwirklich und unwichtig erscheinen. Du fühlst dich frei und ungezwungen in der weißen Landschaft. (Pause)

Du läufst vorbei an schneebedeckten Feldern. Vorbei an Bäumen, an deren Ästen Eiskristalle im Licht der Sonne erstrahlen. Ein paar einzelne Schneeflocken berühren dein Gesicht und tanzen in der Landschaft.

In der Ferne die schneebedeckten Gipfel der Berge. So wie es dir gefällt. (Pause)

Den Gipfel kann man nicht verfehlen. Der Weg führt weiter, vorbei an Felsen, an denen Stahlseile befestigt sind. (Pause) Dort kannst du dich festhalten, für einen besseren Halt auf deinem Weg und in deinem Leben. (Pause) Auf dem Gipfelplateau bist du schließlich angekommen. Der Ausblick ist wirklich wunderbar! Weit, weit kannst du in die Landschaft blicken. (Pause)

Über dir der blaue Himmel, die warmen Sonnenstrahlen und unten, weit in der Ferne wundervolle, grüne Sommerlandschaften, während du auf dem Berg im Schnee stehst und die klare Aussicht, die dich kühlende Luft und Reinheit genießen kannst. Was für ein herrliches Gefühl! (Pause)

Frei! Frei wie ein Vogel, der gleich abheben möchte. (Pause) Eine Weile genießt du das gute Gefühl, frei von Allem zu sein. (Pause) Fühl einmal dorthin. (Pause)

Und auch du spürst jetzt deinen Atem, fühlst in dich hinein. Spürst in deiner Fantasie die frische, klare Winterluft, wie sie mit jedem Atemzug durch deinen Körper fließt. (Pause) Ruhig und gleichmäßig, Atemzug für Atemzug.

Die frische und klare Luft dieses wunderschönen Wintertages. An diesem wundervollen Ort. Atemzug für Atemzug... fühlst du dich immer mehr erfrischt... wunderbar erfrischt und entspannt... (Pause)

Lass' deine Gedanken fließen. (Pause) Vor dir eine Seilbahn, oder vielleicht ein Lift, der dich sicher in das sommerliche Tal bringen wird. Zurück zu den grünen Bäumen, dem Waldweg mit den Farnen und dem grünen Moos. (Pause)

Du steigst in die Seilbahn, die dich jetzt, nach der Wanderung wieder in das Tal zurückbringt. (Pause) Vorbei durch die Winterlandschaft, mit der klaren, kühlen Luft. (Pause) Du genießt deine Reise durch den Winter in den Sommer hinein. (Pause) Dein Atem ist beschwingt und heiter, dein Herz schlägt ruhig und gleichmäßig. (Pause)

Genieße deinen Blick durch diese wunderschöne Winterlandschaft noch eine kurze Weile, bis du dem Sommer wieder entgegen schwebst... (Pause)

Und sanft schwebst du mit der Seilbahn runter zum Eibsee... an dem du vor einer langen Weile noch gesessen und vor dich hin geträumt hast. (Pause)

Und wenn du deine Reise nun für heute beendest, nimm dieses wunderbare erfrischende Gefühl von Entspannung und Leichtigkeit mit in das Hier und Jetzt. (Pause)

Für den Kursleiter

Lassen Sie die Musik noch ein wenig ausklingen und geben Sie den Teilnehmern Raum und Zeit sich wieder im Hier und Jetzt einzufinden. Benutzen sie dazu folgende Formel:

Deine Fantasiereise ist jetzt zu Ende. Du bist wieder hier in diesem Raum angekommen. Spann Deine Arme und Hände kräftig an, mache deine Hände zu einer Faust und strecke dich so richtig aus, indem du beide Hände weit über den Kopf nimmst und dich kräftig ausstreckst, wie du das morgens beim Aufwachen auch tun würdest. (Pause) Atme dabei so richtig hörbar und lange ein, und langsam wieder aus. (Pause)

Strecke deine Arme aus und spanne alle Muskeln deines Körpers an. Recke und strecke dich, atme tief ein und aus. Kraft und Energie strömt durch deinen ganzen Körper. Fühle die Kraft und Energie in dir. Wenn du dich wach und stark fühlst, öffne deine Augen. (Pause)

Räumen Sie gegebenenfalls die Matten wieder weg, verabschieden Sie sich von jedem Einzelnen mit einem Handschlag, Achten Sie darauf, das Sie möglichst authentisch wirken. Die Kursteilnehmer sollen merken, dass Ihnen diese Arbeit Freude bereitet. Nur so können Sie das nötige Vertrauen schaffen. Dadurch fühlen sich die Kursteilnehmer ernst genommen.

Deine Bootsfahrt

Einleitung

Lege dich, wie im warmen Sand am Meer einfach auf deine Unterlage, mach es dir bequem, so wie du kannst und es dir heute möglich ist. Bewege noch einmal deine Arme, deine Schultern ein wenig hin und her, bis du das Gefühl bekommst, so bequem wie möglich auf deiner Unterlage zu liegen. (Pause)

Spüre die Auflage deines Kopfes, lege ihn bewusst ab, und lass sein Gewicht vom Boden tragen. Spür einmal, ob du dort eine Anspannung wahrnehmen kannst. (Pause) Mit jeder Ausatmung fließt ein Stück deiner Anspannung einfach weg.

Vertraue dich dem Boden ganz an. (Pause)

Denk jetzt an deine Arme, deinen Rumpf mit dem Becken und deine Beine. Vielleicht brauchst du noch einige Atemzüge, um dich ganz fallenzulassen, nimm dir die Zeit, die du brauchst. (Pause) Spüre dein Gesicht. Wie fühlt es sich an? Ist es verspannt? (Pause)

Atme ruhig weiter, mit jedem Atemzug, mit jedem Atemzug löst sich die Anspannung in deinem Gesicht. (Pause)

Denk an deinen Körper, versuch, dich ganz dem Boden hinzugeben. Benutze deinen Atem. (Pause)

Bei jedem weiterem Ausatmen kann sich die Spannung in deinem Körper lösen. (Pause)

Vertraue dich dem Boden ganz an. Der Boden trägt dich. Es ist gut, das Vertrauen zum Boden zu spüren, denn für unsere heutige Fantasiereise können wir viel Vertrauen gebrauchen. (Pause)

Ich lade dich heute zu einer Fantasiereise ein. Spüre noch einmal deinen Platz. liegst du gut und bequem? Kannst du mir gut zuhören? (Pause)

Schließ jetzt deine Augen. Die Reise beginnt jetzt:

Fantasiereise

Stell dir vor es liegt eine Landschaft vor dir, mit einer schönen grünen Wiese. Du betrittst diese Wiese mit Barfußfüßen. (Pause)

Fühlst du, wie sich das weiche Gras unter deinen Füßen anfühlt? Ist es warm, oder weich, vielleicht ist es aber auch feucht oder nass, oder aber eher kühl? (Pause)

Fühl noch einmal dorthin. Wie fühlt sich das Gras unter deinen Füßen an? Spürst du es? (Pause)

Stell dir vor, du gehst durch diese weite Wiese. Was siehst du für Blumen blühen? Vielleicht gelb weiße Margeriten, hellblaue Glockenblumen, kleine Kamillenblüten, Löwenzahn und rot leuchtenden Klee?

Lass auf deinem Weg die Gedanken einfach hinter dir. (Pause) Deine Seele wird ruhiger und ruhiger. (Pause) Dein Atem geht leicht und beschwingt, genau wie deine Schritte. (Pause)

Du spürst, wie die Ruhe tiefer in dich hinein dringt und fühlst dich ruhig, gelöst und ganz entspannt. (Pause) Deine Gedanken sind so weit fortgerückt, dein Kopf ist frei, als gäbe es keine Probleme. So frei, wie du dich als Kind gefühlt haben musst. (Pause)

Du fühlst dich frei von jeglicher Last, Deine Schultern fühlen sich leichter und leichter an. Spür einmal dorthin, wie leicht sich dein Körper anfühlt. Warm und weich. Ruhig und friedlich. (Pause)

Die Gräser stehen hoch in das Licht und scheinen in der Sonne wie ein grünes Meer, dessen Wellen sich hin und her wiegen. (Pause)

Du spürst, wie die Ruhe in dir fühlbar wird, deine Gedanken ziehen an dir wie weiße Wattewolken vorüber. Ein leichtes Lüftchen weht in dein Gesicht, deine Stirn ist angenehm kühl. Deine Schultern fühlen sich leichter und leichter an. (Pause)

Grillen zirpen. Schon lange hast du solch eine Ruhe nicht mehr um dich wahrgenommen. (Pause) Du achtest auf deine Schritte. Das Gras fühlt sich weich an, unter deinen Füßen (Pause) Fühl einmal dorthin, wie es sich für dich anfühlt. (Pause)

Du siehst Gräser und bist erstaunt, wie viele Arten du wahrnimmst. Siehst Blumen dort, wo du gerade läufst. Das Gras ist weich und biegsam und fühlt sich warm unter deinen bloßen Füßen an. Den Duft, den du wahrnehmen kannst, es riecht nach frischer Erde und grünem Gras, fast so, wie nach einem Regen, als wäre die Welt frisch gewaschen. (Pause)

Schmetterlinge schaukeln an dir vorbei, welch schöne Anblicke! Seine Flügel scheinen ganz und gar aus Samt zu sein. Zart und bunt, wie es dir in deiner Fantasie gefällt. Du kannst das leise Schwirren von Bienen wahrnehmen, siehst eine Hummel in eine Blüte steigen Der Weg führt dich durch die Wiese zu einem Waldstück mit vielen grünen Bäumen, zum Waldsee. Der See deiner Erholung und Stille. (Pause)

Dann triffst du ihn, den See, mitten in einer Lichtung. Umgeben von Weiden, deren Zweige tief im Wasser hängen und ein sonderbares Spiegelbild abgeben. Du beugst dich über das Wasser (Pause) Kühl ist es, klar. Du spürst die Kühle und Klarheit des Waldsees aufsteigen, fühlst sie in dir. (Pause) Klarheit und unendliche Ruhe, die in dir spürbar wird. (Pause)

Das Wasser leuchtet grün in der Sonne, die dir deine Schultern und deinen Rücken wärmt. Dein Rücken fühlt sich wunderbar warm an. (Pause) Strömende Wärme fließt durch deinen ganzen Körper, dein Leib ist wunderbar warm. (Pause)

Am Ufer des Sees ist ein kleiner Holzsteg, auf den du zugehst. Das Holz fühlt sich unter deinen Füßen warm an. Fühl einmal dorthin, wie es sich unter deinen Füßen anfühlt. Warm und vertraut. (Pause)

Blumen und lange Gräser wachsen am Ufer. Ab und zu stehen vielleicht auch Schilfblätter, bewegungslos und grün leuchtend. (Pause) Der Wind ist leise und fast unmerklich. (Pause)

Libellen schwirren über dem Wasser, sie haben durchsichtige grün-lila schimmernde Flügel. Fast, wie kleine Elfen, die auf dem Wasser tanzen. (Pause) Schau einmal genau hin, was nimmst du wahr? (Pause)

Das Wasser ist still und von den Fischen, die an der Oberfläche nach Luft schnappen, siehst du wie kleine Ringe sich langsam ausbreiten. Sie werden langsam größer und größer. (Pause) Der Ort ist ruhig, so ruhig, wie dein Atem, deine Seele. Du erblickst ein Boot, fest gemacht am Steg, es schwankt ein wenig hin und her. Langsam, sachte. (Pause)

Du beschließt, dich in das Boot zu setzen, vielleicht zu legen. Ein Boot aus warmem Holz. Steige hinein, mache es dir bequem und lasse dich einfach treiben. Der Geruch des Holzes, vertraut und sonnenwarm, ist für dich sehr angenehm. (Pause)

Die sanften Wellen des kleinen Sees treiben dein Boot sicher und ganz gemächlich über das Wasser. Spüre das angenehm sanfte Schaukeln deines Bootes, wie es dich sicher und sanft über das Wasser trägt. (Pause) Du spürst das sanfte Schaukeln deines Bootes. Auf und ab, immer wieder, genau wie dein Atem, ein- und aus, immer wieder... ein... und aus... (Pause)

Das leise Plätschern der kleinen Wellen empfindest du als sehr angenehm. Es gibt dir ein beruhigendes Gefühl mit auf deinen Weg.

Du bist ruhig und entspannt – lauschst deiner Umgebung und der Natur. Und schaust verträumt in den Himmel. Was kannst du alles entdecken? (Pause) Es ist heller, sonniger Tag, die Sonne leuchtet in allen Farben. Du bist verzaubert von der Lieblichkeit der Landschaft. (Pause)

Du träumst noch ein wenig vor dich hin. In deiner Fantasie ist alles möglich. (Pause) Du lässt dich einfach treiben.

Während die kleinen weißen Wolken ruhig und träge über dir vorbei ziehen. Du siehst zum Himmel. Was kannst du wahrnehmen? (Pause) Du schaust nach Formen und Farben, siehst, wie sie am Himmel vorüberziehen und deine Gedanken mit sich nehmen. (Pause)

Vielleicht hörst du jetzt auch ein leises Rauschen, das sanfte Plätschern der Wellen, das angenehme Rauschen des Wassers. (Pause)

Deine Glieder werden angenehm schwer. (Pause) Kein Geräusch, kein Gedanke stört dich. Dein Atem geht ruhig und gleichmäßig. Die Sonnenstrahlen, die durch die Blätter der grünen Baumkronen scheinen, wärmen deinen Körper. (Pause) Dein Körper fühlt sich wunderbar warm an. (Pause)

Du spürst seine Ruhe und Klarheit und Frische (Pause)

Aus den Bäumen um dich hörst du vielleicht Waldvögel. (Pause) Welche Geräusche nimmst du um dich wahr? Fühl einmal genau dorthin. Du bist da und ruhst dich aus, und schöpfst dir neue Kraft aus der Stille (Pause)

Du atmest ruhig durch, und dein Boot gleitet sicher über die ruhigen Wellen. Der warme Sommertag gibt dir unendliche Wärme, die sanft durch deinen ganzen Körper strömt. (Pause) Du fühlst dich leicht und wohl.

Du liegst bequem in deinem Boot. Siehst das erste Mal wieder in die Natur und Landschaft. Jetzt hast du unendlich viel Zeit, Zeit für dich. Was nimmst du wahr? Ist es der blaue Himmel, bedeckt mit kleinen weißen Wölkchen? Sind es die Zweige von den Bäumen, die über dir am Himmel zu sehen sind? (Pause) Sie tauchen tief in das grüne Wasser ein und geben dir ein Gefühl von Geborgenheit.

Wie Arkaden erstrecken sie sich über das Boot, in dem du liegst. Dein Blick bleibt an den Baumkronen hängen. Die Äste mit ihren verschiedenen Formen, die Blätter bewegen sich sachte im lauen Sommerwind. Der Himmel und die Sonnenstrahlen schimmern durch die Baumkronen hindurch. Sie lassen einige Sonnenstrahlen durch die Zweige blitzen. (Pause)

Es ist ein sonderbares Spiel mit dem Licht der Sonne, du genießt jeden Augenblick. Völlig geschützt treibst du mit deinem Boot am Ufer entlang. Ein paar Enten sitzen am Ufer und wärmen ihr Gefieder. Schmetterlinge in deinen Lieblingsfarben schaukeln sachte umher. Die Flügel leuchten in sommerbunten Farben, fast so, als wären kleine Elfen in bunten Kleidern unterwegs. Nimm alles mit deinen Sinnen wahr. (Pause)

Lass deiner Fantasie freien Lauf – träum ruhig ein wenig weiter – dabei fühlst du die Ruhe in dir aufsteigen. Dein Atem fließt ruhig durch deinen Körper, du fühlst dich gelöst, ruhig und entspannt.

Du fühlst die Wärme des Holzes an deinem Rücken, dein Rücken fühlt sich wunderbar warm an. Die Sonne wärmt noch immer dein Gesicht, du genießt den einzigen Augenblick der Ruhe und Entspannung. (Pause) Mit deinem Boot fährst du weiter über das Wasser, sachte, ganz sachte. Vorbei an dem Ufer, wo die Weiden stehen, vorbei am Schilf, das grün und frisch aus dem Wasser ragt und vorbei an den Bäumen und blühenden Landschaften in deiner Fantasie.

Dein Boot fährt mitten durch einen Teppich von weiß-rosa Seerosen, die wunderschön aussehen und in voller Blüte stehen. Umgeben von großen, grünen, runden Blättern. Ein weiß-grünes Meer von duftenden Pflanzen um dich. (Pause)

Sie duften mild nach Jasmin und blühenden Blumen. Nimmst du diesen Duft wahr? Spür einmal dorthin, wie lieblich das duftet! (Pause) Was nimmst du wahr? Deine Seele wird ruhig, der Geist ist ganz klar und du genießt die Bootsfahrt in vollen Zügen. Träumst einfach so vor dir hin. Es ist so ein friedliches Gefühl. Außen und in dir Innen. Dein Herz schlägt ruhig und gleichmäßig.

Das Boot gleitet immer weiter und weiter. (Pause)

Du kommst langsam wieder zu dem Steg, wo deine Reise begann. Du sitzt, oder liegst ruhig und entspannt, dein Körper ist warm, ruhig und schwer. (Pause)

Genieße die angenehme Fahrt noch eine Weile, und nun verabschiedest du dich von dem See, dem Boot und deiner Landschaft, wo immer du gewesen sein magst. (Pause)

Für den Kursleiter

Benutzen Sie für das „Zurückholen" folgende Formel:

Die Bilder ziehen sich langsam zurück ..., werden blasser und blasser (Pause)

Du kommst langsam, ganz langsam wieder zurück in das hier und heute (Pause) in deinem Tempo, (Pause) wieder in diesen Raum zurück, (Pause)

Spüre wie du hier liegst, (Pause) atme tief ein und aus (Pause) Atme tief durch, und werde dir bewusst, dass du dich wieder in deiner Welt befindest.

Und bewege ein wenig deine Finger, mache deine Hände zu einer Faust.

Streck dich so richtig aus, indem du beide Hände weit über deinen Kopf nimmst und dich kräftig streckst, wie du das beim Aufwachen früh morgens auch tun würdest, atme dabei einmal kräftig und hörbar ein und langsam wieder aus.

Strecke deine Arme aus und spanne alle Muskeln deines Körpers an. Recke und strecke dich, atme tief ein und aus. Kraft und Energie strömen durch deinen ganzen Körper. Fühle die Kraft und Energie in dir. Wenn du dich wach und stark fühlst, öffne deine Augen. (Pause) Bleib noch ein wenig auf deiner Unterlage liegen, bis du dich wieder sicher in diesem Raum angekommen fühlst.

Lassen Sie die Musik wieder ein wenig ausklingen, bis alle Teilnehmer von der Fantasiereise zurückgekommen sind.

Ermuntern Sie die Kursteilnehmer, mit Ihnen gemeinsam die Matten (sofern nicht mitgebracht) wegzuräumen. Verabschieden Sie sich wieder mit einem Handschlag, machen Sie gegebenenfalls auf die nächste Kursstunde aufmerksam. Planen Sie nach den Kursstunden ein wenig Zeit für ein mögliches persönliches Gespräch ein. Achten Sie aber darauf, dass die Gespräche nicht über Gebühr in Anspruch nehmen. Dafür können Sie gelegentlich einen Praxistermin vereinbaren.

Für mehr Kraft im Leben

(aus „Von Frühlingserwachen bis Winterzauber")

Einleitung

Lege dich, wie im warmen Sand am Meer einfach auf deine Unterlage, mach es dir bequem, so wie du kannst... (Pause)

Spüre die Auflage deines Kopfes, lege ihn bewusst ab, und lass sein Gewicht vom Boden tragen.

Spür einmal, ob du dort eine Anspannung wahrnehmen kannst... (Pause)

Mit jeder Ausatmung fließt ein Stück deiner Anspannung einfach weg. Vertraue dich dem Boden ganz an... (Pause)

Jetzt denk an deine Arme, deinen Rumpf mit dem Becken und deine Beine. Vielleicht brauchst du noch einige Atemzüge, um dich ganz fallenzulassen, nimm dir die Zeit, die du brauchst... (Pause)

Spür dein Gesicht. Wie fühlt es sich an...? (Pause)

Ist es verspannt...? Atme ruhig weiter, mit jedem Atemzug, mit jedem Atemzug löst sich die Anspannung in deinem Gesicht... (Pause)

Denk an deinen Körper, versuch, dich ganz dem Boden hinzugeben. Benutze deinen Atem... (Pause)

Bei jedem weiterem Ausatmen kann sich die Spannung in deinem Körper lösen.

Vertraue dich dem Boden ganz an. Der Boden trägt dich... (Pause)

Es ist gut, das Vertrauen zum Boden zu spüren, denn für unsere heutige Fantasiereise können wir viel Vertrauen gebrauchen... (Pause)

Ich lade dich heute zu einer Fantasiereise ein. Spür noch einmal deinen Platz. Liegst du gut und bequem...? (Pause)

Kannst du mir gut zuhören...? (Pause)

Schließe jetzt deine Augen. Du bist jetzt gleich auf einer Reise... (Pause)

Fantasiereise

Stell dir vor es liegt eine Landschaft vor dir, mit einem kleinen Bachlauf und einer schönen grünen Wiese... (Pause)

Du betrittst diese Wiese mit Barfußfüßen. Fühlst du, wie sich das weiche Gras unter deinen Füßen anfühlt...? (Pause)

Ist es warm, oder weich, vielleicht ist es aber auch feucht oder nass, oder aber eher kühl...? Fühl einmal dorthin.

Spürst du es...? Fühl einmal genau dorthin... (Pause)

In der Erde der Nähe des Baches wächst ein kleiner Baum. Er ist gerade aus der Erde rausgekommen. Du betrachtest ihn mit Freude... (Pause)

Langsam wächst der Baum heran. Die Wurzeln breiten sich aus, der Stamm wird länger und kräftiger. Die Äste breiten sich aus und werden zu einer wunderschönen Baumkrone... (Pause)

Stell dir eine wunderschöne grüne, große Baumkrone vor. Du liegst unter ihr im grünen, weichen Gras und siehst in die Krone. Siehst du die grünen Blätter...? (Pause)

Sieh einmal durch dieses grüne Blätterdach, Was siehst Du...? Den Himmel... Ist er nicht strahlend blau...? (Pause)

Ist es nicht ein sonniger, schöner, warmer Tag...? Fühl einmal dorthin. Und spüre deinen Atem, wie er sich bewegt... (Pause)

Fast genau so, wie das Blätterdach, wenn ein sanftes Lüftchen weht. Sachte hin und her, immer wieder hin und her. Fühl einmal genau dorthin. Wie es sich anfühlt, dein Atem... (Pause)

Sieh in das grüne Blätterdach, genieß diesen Augenblick. Was siehst du noch...? Sind da nicht die Sonnenstrahlen...? Die durch das Blätterdach scheinen...? (Pause)

Du fühlst es. Sie wärmen deine Haut. Fühl einmal dorthin. Wie warm die Sonnenstrahlen auf deiner Haut tanzen... (Pause)

Was für Gedanken begleiten dich...? Sieh dir deine Gedanken genau an... Denkst du nicht auch, Was für ein schöner Moment...? (Pause)

Einfach mal so unter einem großen Baum zu liegen und durch das grüne Blätterdach den Himmel und die Sonnenstrahlen zu beobachten... (Pause)

Du fühlst die Ruhe in dir, bist ganz bei dir... (Pause)

Du lauscht auf die Natur um dich. Was nimmst du wahr...? Das Zwitschern der Vögel... Oder andere Geräusche... Hör einmal genau dorthin. Vielleicht ist es die liebliche Musik, die an dein Ohr dringt, vielleicht Kinderlachen, oder ganz andere Geräusche, die dich hier begleiten... (Pause)

Fühlst du es, hörst du es...? Der Baum erlebt Wind, Sonne, Schnee und Regen. Die Wurzeln werden tiefer und verbreitern sich. Der Baum steht fest. Du beschließt, dich aufzusetzen und dich an seinen Stamm zu lehnen. Jetzt fühlst du die Rinde an deinem Rücken... (Pause)

Doch wie fühlt sich das für dich an...? Ist es hart oder eher weich, glatt oder eher rau...? Fühl einmal genau dorthin... (Pause)

Der Stamm gibt dir einen Halt. Er stützt dich, damit du dich anlehnen kannst. Du fühlst, dass der Stamm kräftig ist und nicht nachgibt... (Pause)

Du fühlst dich sicher, der Stamm ist stark, die Krone schön groß. Der Baum wächst Jahr für Jahr, er ist groß und tief verwurzelt in der Erde. Du betrachtest noch ein wenig die Natur um dich... (Pause)

Die grüne, weiche Wiese, auf der du sitzt. Ist das Gras in deiner Fantasie eher lang, oder kurz...?

Fühl einmal genau dorthin... (Pause)

Wie das Gras sich unter dir anfühlt. Wärmt die Sonne noch immer deine Haut... Weht sogar ein leichtes Lüftchen... (Pause) Deine Stirn ist angenehm kühl... (Pause)

Der Bach an dem der Baum steht, fließt immer und immer. Ja unermüdlich. In Gedanken wirfst du alles hinein, was du nicht mehr brauchst. Der Bach wird es wegspülen, mit seiner Kraft... (Pause)

Was willst du hineinwerfen...? Vielleicht den Stress der letzten Tage... (Pause)

Du fühlst Dich plötzlich erleichtert und beschwingt... (Pause)

Die Baumkrone trägt grüne Blätter und vielleicht zu ihrer Zeit auch Früchte. Der Baum hat sich entfaltet, wie es ihm möglich war. Schau ihn dir einfach noch einmal an. In deiner Fantasie, wie schön er ist.

Du fühlst dich gestärkt, wach und wieder klar.

Für den Kursleiter

Benutzen Sie eine mögliche Formel zum Zurückholen:

Die Fantasiereise ist nun langsam zu Ende. Komm langsam wieder in diesem Raum, in das Hier und Jetzt. Öffne dann langsam deine Augen, räkel dich sanft. Bleib aber noch ein wenig bei dir, nimm dir so viel Zeit wie du gerade brauchst.

Lassen Sie die Musik wieder ganz ausklingen, damit die Teilnehmer die Möglichkeit haben, wieder ganz zu sich selbst zu kommen. Geben Sie ihnen den Raum und auch die nötige Zeit dazu.

Am Ende der Übung bedanken Sie sich für die Teilnahme und verabschieden Sie die Teilnehmer mit einem Handschlag.

Frühlingssonne

Einleitung

In der heutigen Fantasiereise möchte ich dich auf einen Frühlingsspaziergang begleiten. Schließe deine Augen und lege dich in einer angenehmen Position auf die Unterlage. Achte auf deinen Körper, wo er mit irgendwas in Berührung kommt... (Pause) Mit der Unterlage... mit dem Boden... (Pause) Achte einmal auf deinen Atem... (Pause)

Fühl einmal genau dorthin... (Pause) Wie der Brustkorb sich bewegt... (Pause) beim Atmen... (Pause) Wie er sich hebt und wieder senkt... (Pause) Wie die Bauchdecke sich bewegt... (Pause) Und wenn du genau auf dich achtest... fühlst du die Luft durch die Nase strömen... (Pause) Fühl einmal genau dorthin... (Pause)

Atme tief ein... und wieder aus... immer wieder und wieder... (Pause)

Achte nun wieder auf deinen Körper... (Pause) Wo dein Körper Kontakt hat... (Pause) Mit der Unterlage, dem Boden, mit dem Kissen und deiner Decke... (Pause)

Fühl noch einmal ganz genau dorthin... (Pause) Komm wieder ein wenig hier her zurück, lass deine Augen leicht geschlossen und überprüfe noch einmal deine Körperhaltung. Bewege den Kopf, Deine Arme und Schultern noch ein wenig hin und her, bis du das Gefühl bekommst, so entspannt wie möglich auf deiner Unterlage zu liegen... (Pause)

Achte auf deine Beine, sie sollten hüftbreit ausgestreckt sein... (Pause) Die Fußspitzen fallen locker nach außen... (Pause)

Lege deine Arme locker neben deinen Körper, ohne ihn direkt zu berühren... (Pause)

Deine Hände sind leicht geöffnet, sie sind ganz locker und entspannt... (Pause)

Wenn du es noch nicht getan hast, schließe bitte jetzt deine Augen... (Pause) Die Fantasiereise beginnt. Spüre jetzt ganz bewusst den Boden unter dir... Der Boden trägt dich... (Pause)

Versuche dich voll und ganz diesem Gefühl hinzugeben... (Pause) Dein Atem geht ruhig und gleichmäßig... ganz ruhig und gleichmäßig... (Pause)

Du liegst ganz schwer und entspannt auf dem Boden... (Pause)

Du fühlst deinen Körper ganz schwer und entspannt, er versinkt tief in die Unterlage.

Du fühlst dich schwer, gelöst und ruhig. Deine Arme, Schultern werden schwerer und schwerer... (Pause) Immer schwerer und schwerer... (Pause)

Die Hände und Arme werden ganz schwer. Dein Kopf, der Nacken und die Schultern werden ganz schwer, schwer wie Blei. Es ist fast nicht möglich, die Arme und Schultern von der Unterlage zu heben... (Pause) Deine Arme, dein Kopf und deine Schultern fühlen sich schwer an, ganz schwer... (Pause)

Achte nun auf deine Beine. Beide Beine werden immer schwerer, ganz schwer.

Die Füße und Beine sind ganz schwer. Schwer wie Blei... (Pause)

Das Gesicht ist ganz gelöst und entspannt. Fühl noch einmal genau dorthin. Du lässt los. Lass dich einfach fallen. Dein Atem geht ruhig und gleichmäßig. Ganz ruhig und gleichmäßig.

Spüre wie dein Bauch sich bewegt, wie die Bauchdecke sich mit jedem Atemzug hebt und wieder senkt... (Pause)

Atme langsam und tief. Fühle, wie der Körper beim Ausatmen loslässt und entspannt... (Pause)

Die Spannung weicht jedem Atemzug. Du bist ruhig und entspannst... (Pause) Ganz ruhig und entspannt.

Fantasiereise

Stell dir vor, du könntest in deinen Gedanken diesen Raum verlassen. Du könntest überall hin reisen, an ferne Orte und blühende Landschaften. Folge nun einfach mit deinen Gedanken meinen Worten und fühle einmal, wie gut dir diese Fantasiereise tut... (Pause)

Folge deinem Gefühl, nimm Bilder, Gefühle und Gedanken wahr. Je tiefer du dich der Fantasiereise hingeben kannst, desto lebendiger wird die Vorstellung in dir. Und so kommst du nun in deiner Fantasie zu einem sonnigen Frühlingstag... (Pause) Der Himmel ist hellblau und du siehst weiße Wattewolken vorüberziehen... (Pause)

Lass deine Gedanken wie die weißen Wattewolken an dir vorüberziehen... (Pause) Der Alltag ist weit weg gerückt, du bist an einem Ort, wo du ganz für dich alleine sein kannst... (Pause) Stille, absolute Stille... nur das Zwitschern der Vögel nimmst du leise wahr... (Pause) In der Ferne siehst du einen Weg.

Das erste zarte Grün unter deinen Füßen... (Pause) Geräusche, die du von außen wahrnehmen kannst, sind völlig unwichtig. Du befindest dich auf deiner Fantasiereise in den Frühling... (Pause) Der Weg, auf dem du gehst ist weich und gerade. Du läufst vorbei an einer Wiese, auf der im vorigen Jahr noch viele Kühe standen, deine Schritte sind beschwingt und heiter... (Pause)

Die Luft ist klar und rein. Du atmest sie ein und fühlst in dir ein klares, reines Gefühl... (Pause) Spürst du es? Fühl einmal, wie es sich in dir anfühlt. Die Luft, die du einatmest, gibt dir ein frisches Frühlingsgefühl... (Pause) Du atmest ein... Und wieder aus... Ein zarter, lauer Windhauch streicht über dein Gesicht, deine Stirn ist angenehm kühl. Die Sonne scheint sanft auf deinen Rücken, dein Rücken fühlt sich wunderbar warm an... (Pause) Strömende Wärme fließt durch deinen ganzen Körper, dein Körper wird wunderbar warm... (Pause)

Dein Atem geht ruhig und gleichmäßig, es atmet dich... (Pause) Du befindest dich auf einem weichen Weg mitten auf der Frühlingswiese. Vielleicht siehst du in deiner Fantasie blühende Blumen? Vielleicht den ersten gelben Löwenzahn? Es riecht nach Frühlingsduft... (Pause) Kannst du es wahrnehmen...? (Pause) Der sanfte Frühlingswind streicht über deinen ganzen Körper, dein Körper wird wunderbar warm... (Pause)

Langsam schlenderst du über die Wiese und fühlst den weichen Boden unter deinen Füßen, er ist angenehm warm... (Pause)

Du siehst dich nach einem Platz um, wo du dich bequem niederlassen kannst um die wunderbare Atmosphäre zu genießen... (Pause)

Such dir einfach einen Platz aus. Vielleicht unter einem Baum? Oder aber mitten auf der Wiese? Du findest ihn, deinen Platz. Leg in Gedanken eine Decke aus, oder setz dich auf eine Bank, die am Waldesrand in der Sonne steht. Dort kannst du dich bequem anlehnen und du spürst das warme Holz der Bank an deinem Rücken. Dein Rücken ist wunderbar warm... (Pause)

Vielleicht möchtest du aber auch in einer Hängematte liegen, die zwischen zwei Bäumen gespannt ist? (Pause) Die Hängematte schaukelt hin... und her..., so wie dein Atem... (Pause)

Dein Atem geht ruhig und gleichmäßig... (Pause) Dein Herz schlägt ruhig und gleichmäßig... (Pause)

Die Sonne wärmt deinen ganzen Körper, dein Körper ist nun wunderbar warm... (Pause)

Spüre nun, wie dein Körper sich in der Natur wohl fühlt... Fühl einmal genau dorthin... (Pause) Nun kannst du vollkommen loslassen. Nichts, gar nichts ist mehr wichtig. Deine Gedanken schweben an dir vorbei, wie die weißen Wattewolken am hellblauen Himmel... (Pause) Lass sie einfach an dir vorüberziehen... (Pause)

Du hängst in deiner Hängematte und fühlst dich wohl und warm. Spüre, wie die Sonne deinen Körper erwärmt und du wieder neue Kraft zum Leben bekommst.

Du siehst die Sonne durch die Äste blitzen. Sie wärmt dein Gesicht. Es fühlt sich warm und weich an. Völlig ohne Spannung... (Pause)

Du nimmst das Zwitschern der Vögel wahr und bist ganz entspannt und gelöst. Frei von jeglicher Pflicht, fast wie ein Kind... (Pause)

Du atmest dabei die herrliche Frühlingsluft ein und wieder aus. Mit jedem Einatmen kann dein Körper immer mehr und mehr in die Entspannung sinken. Die Luft ist klar und rein. Sie gibt dir das gute Gefühl, viel für dein Inneres zu tun... (Pause)

Am Wegrand sind einige wunderschöne Blumen.

Sie beginnen zu blühen... (Pause) Nimm sie einfach wahr...

Welche Form haben die Blüten...? (Pause) Welche Farben haben sie? Sind sie gelb oder weiß, vielleicht auch rosa? Schau genau hin... (Pause)

Schau sie dir noch einige Momente genau an. Die Luft duftet angenehm nach Frühling. Du atmest sie tief ein.

Mit jedem Atemzug riechst du noch etwas intensiver die Luft der frischen Natur. Du gehst weiter. In der Ferne entdeckst du ein Reh.

Es sieht friedlich und zufrieden aus. Du hast Lust, dich ins weiche Moos zu legen.

Es ist sommerwarm. Du fühlst die Wärme.

Das Moos bettet dich weich. Es riecht zart und frisch. Du bist entspannt und fühlst dich frei. Direkt neben dir steht eine alte Eiche. Ihr Holz duftet. Kannst du es riechen?

Die Blätter wiegen sich in dem leichten Wind. Du blickst nach oben.

Zwischen den Baumkronen erblickst du ein wenig vom Himmel.

Die Sonne blitzt durch die dichten Äste mit den wunderschönen Blättern. Welche Farbe haben sie? Du genießt die angenehme Brise, die deine Stirn sanft streichelt.

Tief atmest du die Düfte ein, die der Wald dir schenkt. Du bist gelöst und entspannt. Nichts kann dich aus der Ruhe bringen.

Es ist nun an der Zeit langsam zurückzukommen. Lenke deine Aufmerksamkeit auf das Hier und Jetzt. Atme tief ein und aus.

Spüre deine Finger und bewege sie langsam. Spüre deine Arme und deine Beine. Strecke und räkel dich wie eine Katze. Spanne alle Muskeln des Körpers an und fühle dabei die Kraft und Energie in dir.

Für den Kursleiter

Lassen Sie die Musik noch etwas ausklingen. Benutzen Sie zum Zurückholen die mögliche nachfolgende Formel:

Komm nun langsam wieder von Deiner Fantasiereise zurück. Zurück in diesen Raum. In das Hier und Jetzt.

Du kannst die Augen jetzt langsam wieder aufmachen und Dich kräftig ausstrecken, indem du beide Arme und Hände weit über dem Kopf nimmst und dich kräftig streckst, so wie du es beim Aufwachen morgens auch tun würdest. Dabei machst du deine Hände zu Fäusten. Hol einmal tief Luft, damit du dich sich wieder frisch und erholt fühlen kannst.

Räumen Sie gegebenenfalls die Matten gemeinsam wieder weg und verabschieden Sie die Teilnehmer mit einem Handschlag. Machen Sie auf die nächste Kursstunde, oder auf den nächsten Kursdurchgang aufmerksam.

Schlusswort

Ich möchte mich für Ihre geschätzte Aufmerksamkeit bedanken und hoffe, dass dieses Buch Ihr ständiger Begleiter sein wird. Mit diesem Buch gebe ich selbstverständlich kein Heilungsversprechen ab, aber es soll Ihnen helfen, besser mit dem Alltag umzugehen und Stresssituationen für sich zu meistern.

Meine Wünsche begleiten Sie auf all Ihren Wegen.

Susann Krumpen, Autorin und Dozentin

Quellennachweis

Susann Krumpen: „Von Frühlingserwachen bis Winterzauber" – Autogenes Training, progressive Muskelentspannung & Fantasiereisen für Erwachsene ISBN 978-3-8391-7209-4

Susann Krumpen: „Fühl die Sonne auf Deiner Haut" – Autogenes Training & Fantasiereisen" ISBN: 978-3-8370-8578-5

Alle Abbildungen stammen von der Autorin.

Einzelbände

Franz Wegener: Psychologische Lerntheorien in der Suchttherapie: Rauchen
ISBN: 978-3-638-88639-0

Lisa Sipos: Motivation in einem Anti-Rauch-Seminar
ISBN: 978-3-640-76809-7

Kornelia Scheiblauer: Der Einfluss des Rauchens auf das Körpergewicht
ISBN: 978-3-640-55306-8

Susann Krumpen: Autogenes Training in der Raucherentwöhnung – Kursleitermanual. Autogenes Training, Fantasiereisen, Achtsamkeitsübungen für Erwachsene
ISBN: 978-3-656-17766-1